皮肤病中医外治特色疗法精选

褟国维 陈达灿 范瑞强
李红毅 卢传坚◎主审
欧阳卫权◎主编

人民卫生出版社
·北京·

图书在版编目（CIP）数据

皮肤病中医外治特色疗法精选 / 李红毅，欧阳卫权
主编 . —北京 : 人民卫生出版社，2024.3
ISBN 978-7-117-35912-2

I.①皮… Ⅱ.①李… ②欧… Ⅲ.①皮肤病 – 外治
法 Ⅳ.①R275

中国国家版本馆 CIP 数据核字（2024）第 026921 号

人卫智网	**www.ipmph.com**	医学教育、学术、考试、健康，
		购书智慧智能综合服务平台
人卫官网	**www.pmph.com**	人卫官方资讯发布平台

皮肤病中医外治特色疗法精选
Pifubing Zhongyi Waizhi Tese Liaofa Jingxuan

主　　编 :	李红毅　欧阳卫权
出版发行 :	人民卫生出版社（中继线 010-59780011）
地　　址 :	北京市朝阳区潘家园南里 19 号
邮　　编 :	100021
E - mail :	pmph @ pmph.com
购书热线 :	010-59787592　010-59787584　010-65264830
印　　刷 :	天津善印科技有限公司
经　　销 :	新华书店
开　　本 :	710×1000　1/16　印张 : 20.5
字　　数 :	275 千字
版　　次 :	2024 年 3 月第 1 版
印　　次 :	2024 年 6 月第 1 次印刷
标准书号 :	ISBN 978-7-117-35912-2
定　　价 :	69.00 元

打击盗版举报电话 : 010-59787491　E-mail : WQ @ pmph.com
质量问题联系电话 : 010-59787234　E-mail : zhiliang @ pmph.com
数字融合服务电话 : 4001118166　E-mail : zengzhi @ pmph.com

编委会名单

前言

外治法是运用药物、手术、物理方法或配合一定的器械等，直接作用于患者体表某部或病变部位而达到治疗目的的一种治疗方法。《理瀹骈文》说"外治之理，即内治之理，外治之药，即内治之药，所异者法耳"，指出了外治法与内治法治疗机理相同，只是给药途径不同。

中医外治法源远流长，远古人类即采用草木、树皮、泥土敷扎伤口，用砭石放血、排脓，用药水清洗创面等，这是最早、最原始的外治方法。以后随着医学的发展，外治方法亦越来越丰富，并涉及内、外、妇、儿各科。其中皮肤科的中医外治方法繁多而独具特色，有药物的不同制剂及使用；有针刺艾灸的不同操作；有手法的不同运用；还有各种外治方法的复合使用，在皮肤病的治疗中发挥重要的作用，故又常称为皮肤科的特色疗法。

为了进一步继承、完善、发扬皮肤科的外治特色疗法，本书在编撰过程中参考了相关著作及期刊，并依据临床实用性、有效性和可操作性，以重要期刊为主，对相关文献进行了筛选。同时，收集了部分三甲医院行之有效的外治特色疗法、国家中医药管理局推广的中医临床适宜技术，以及部分著名医家经验汇编成此书。在此，一并向原作者及单位表示衷心的感谢！其中，各节特色疗法篇首介绍，主要参考了邓丙戌教授编著的《皮肤病中医外治学》中内容，未在正文中标注，已取得原著者同意。在此，特提出以表谢意！

本书可供中医临床尤其是皮肤科临床工作者以及中医院校学生、中医爱好者参考和学习。由于编写人员较多，加之水平有限，书中可能存在未尽如人意之处，敬请同道和读者不吝指正，以期再版时修改完善。另外，本书所用方法和所列方剂应在专业医生指导下使用，非临床工作者请勿擅自使用。

李红毅　欧阳卫权

2023 年 10 月

目录

第二章 手法或器械为主的特色疗法

第三章　作用于腧穴的特色疗法

第四章 其他特色疗法

第五章 综合疗法

附篇　广东省中医院皮肤科常用特色疗法

第一章
药物为主的特色疗法

第一节　洗药法

　　洗药法是用液体药物洗涤皮损局部的治疗方法，是中医的传统外治方法之一。本法通过药液的洗涤之力，可以祛除秽物，洁净皮损。由于药液的较长时间浸泡，可软化角质，调理气血。依放入药物的不同又可有清热除湿、杀虫止痒、收涩固脱等功效。根据药液是否流动、作用是否持续、操作者的用力情况、药液温度及用药部位，洗药法又分为：淋洗法、荡洗法、擦洗法、浸洗法、浸泡法、熏洗法、坐浴法等数种。

适应证

　　1. **淋洗法**　以药液自上而下淋洗皮疹或创面，药液不重复使用。适用于各种感染性皮肤病，如脓疱疮、脓疖、脓癣、天疱疮继发感染、趾间糜烂型足癣、手足癣继发感染等。

　　2. **荡洗法**　针对腔体内的一种药液洗法。适用于窦道、瘘管、坏疽性脓皮症等。

　　3. **擦洗法**　以毛巾或软纱布蘸药液边擦边洗患处。适用于慢性局限性瘙痒性皮肤病，如皮肤瘙痒症、慢性皮炎等。

　　4. **浸洗法**　以药液浸泡患处，并结合擦洗。适用于局限性浸渍性皮损，如汗疱型手足癣等。

　　5. **浸泡法**　以药液浸泡患处，时间一般较长，可达半小时或以上。适用于局限性角化性皮损，如角化过度型手足癣等。

6. 熏洗法 初时药液温度高，以产生之蒸汽接触患处；待药液温度适宜时，再浸洗患处。适用于局限性浸润增生性皮损，如疥疮、结节等。

7. 坐浴法 用药物煮汤置盆中，让患者坐浴，使药液直接浸入肛门或阴道，以治疗某些疾病的方法。适用于某些特殊部位的皮损，如肛门湿疹、肛门瘙痒症、女阴瘙痒症等。

使用注意

1. 药液应新鲜配制。

2. 药液温度要适宜，以防烫伤皮肤。

3. 淋洗法的药液淋洗后应随即流走，或下面另放置一容器盛接淋洗后的药液，然后倒掉。因为用淋洗法治疗的皮损均有明显感染，所以淋洗后的药液不能重复使用。

技法要点

1. 洗药在煎煮时应将中药用纱布或白布包好再煮，这样药液中无药物残渣，便于清洁。

2. 每次煎煮的药液只能使用1次，用后务必将药液倒掉，并将用具清洗干净。切忌将用过的药液再次使用，以防继发感染。

3. 有些洗药煎煮1次药力尚未用完，可再煎煮1次，遇此种情况应在第1次煎煮完毕后即将煮过的药袋捞出并放在阴凉、干燥处，待下次再煎煮。

方1　手部慢性湿疹——经验方

【药物组成】　大黄30g，白鲜皮30g，枯矾15g（另包），大枫子30g，苦参30g，地肤子30g，黄精30g。

【使用方法】　水煎成 2 000ml。微温药液外洗患处 15min，然后用消毒纱布蘸枯矾粉揉擦皮损处 1～2min。

【适　应　证】　急性或慢性湿疹。

【使用注意】　切忌用过热的水烫洗或用力擦洗，宜用微温的水轻柔泡洗。

【经验体会】　以上诸药具有祛风止痒、除湿解毒、消炎杀菌的功效。湿疹如有渗液、水疱，可以采用浸泡湿敷的方法，中药外治往往能加速疗效，减轻症状。

【良方来源】　禤国维. 皮肤性病中医治疗全书［M］. 广州：广东科技出版社，1996.

方2　糜烂型足癣——经验方

【药物组成】　苍耳子 1 两（1 两 =31.25g），蛇床子 1 两，苦参 5 钱（1 钱 =3.125g），明矾 5 钱，马齿苋 1 两，地肤子 1 两，败酱草 1 两，川槿皮 1 两。

【使用方法】　煎水。浸泡患处 20～30min。

【适　应　证】　皮肤癣病表现为红斑、丘疹、水疱、脱屑、瘙痒等。

【使用注意】　药物性状发生改变时禁用；皮肤过敏者忌用；孕妇慎用。

【经验体会】　以上中药具有清热燥湿、解毒除癣、杀虫止痒之功效。经过正规的诊断和治疗、足够的疗程，大部分患者可治愈。

【良方来源】　北京中医医院. 赵炳南临床经验集［M］. 北京：人民卫生出版社，2006.

方3　糜烂型足癣——香莲外洗液

【药物组成】　丁香20g，广藿香16g，黄连20g，龙胆草15g，百部15g，枯矾3g，薄荷10g，冰片1g。

【使用方法】　为广东省中医院院内制剂。浸泡患处20～30min。

【适应证】　皮肤癣病表现为红斑、丘疹、水疱、脱屑、瘙痒等。

【使用注意】　药物性状发生改变时禁用；皮肤过敏者忌用；孕妇慎用。

【经验体会】　以上诸药具有清热利湿止痒、杀虫祛癣之功效，对足癣的外治效果颇佳，国内有多项临床研究证实中药香莲制剂外用治疗足癣安全有效，其疗效相当于西药盐酸特比萘芬乳膏。

【良方来源】　范瑞强. 浅部真菌病中西医结合诊治［M］. 北京：人民卫生出版社，2015.

方4　慢性阴囊湿疹——蛇床子洗方

【药物组成】　威灵仙5钱，蛇床子5钱，当归尾5钱，缩砂壳3钱，土大黄5钱，老葱头7个，苦参5钱。

【使用方法】　煎水。淋洗或浸泡坐浴。

【适应证】　阴囊湿疹，阴囊瘙痒症，会阴部湿疹表现为红斑、斑块、粗糙、瘙痒等。

【使用注意】　有抓破、创面渗出者慎用。

【经验体会】　本方用于湿热下注所致的阴囊湿疹、阴囊瘙痒症、会阴部湿疹，疗效良好，能温肾壮阳、燥湿杀虫。

【良方来源】　吴谦. 医宗金鉴：外科心法要诀［M］. 闫志安，何源校注. 北京：中国中医药出版社，1994.

方5 慢性阴囊湿疹——百部洗方

【药物组成】 百部4两，苦参4两，蛇床子2两，雄黄5钱，狼毒2两5钱。

【使用方法】 上药共碾粗末，装纱布袋内，加2.5～3L水，煮沸30min。淋洗或浸泡坐浴。

【适 应 证】 阴囊湿疹，阴囊瘙痒症，会阴部湿疹表现为红斑、斑块、粗糙、瘙痒等。

【使用注意】 有抓破、创面渗出者慎用。

【经验体会】 诸药均具有杀虫止痒的功效，合用具有简便、灵验、副作用小、见效快等特点。

【良方来源】 北京中医医院. 赵炳南临床经验集 [M]. 北京：人民卫生出版社，2006.

方6 寻常疣——经验方1

【药物组成】 大青叶30g，板蓝根30g，紫草30g，香附20g，郁金20g，赤芍20g。

【使用方法】 水煎。使用微温液体擦洗疣体15～20min，每天1次。

【适 应 证】 寻常疣，多发者、较小者疗效佳。

【使用注意】 及早治疗，可联合多种方法。

【经验体会】 中医认为寻常疣多由禀赋不耐，风热毒邪搏于肌肤，生痰聚瘀，气滞血瘀，凝聚肌肤而成，或怒动肝火，肝失疏泄，肝旺血虚，筋气不荣，气血失和，腠理不密，肌肤不润所致。大青叶、板蓝根、紫草、赤芍具有清热解毒、活血化瘀之效，香附、郁金具有疏肝止痛之效，现代医学研究发现诸药有较好的抗菌、抗病毒作用，并有调节免疫的功能。

【良方来源】 禤国维.皮肤性病中医治疗全书［M］.广州：广东科技出版社，1996.

方7　寻常疣——经验方2

【药物组成】 木贼草、香附各30g。

【使用方法】 水煎。使用微温液体擦洗疣体15~20min，每天1次。

【适 应 证】 寻常疣多发者。

【使用注意】 及早治疗，可联合多种方法。

【经验体会】 香附、木贼草具有清热解毒，抵抗病原体的功效，临床观察显示，中药外洗治疗多发性寻常疣疗效好，副作用少，复发率低。

【良方来源】 赵炳南，张志礼.简明中医皮肤病学［M］.北京：中国中医药出版社，2014.

方8　小儿斑秃——刁本恕外洗方

【药物组成】 女贞子、旱莲草、石菖蒲、陈艾、何首乌各30g，生地黄、玄参各100g。

【使用方法】 煎水外洗头部。

【适 应 证】 小儿斑秃。

【使用注意】 注意水温适宜。

【经验体会】 女贞子、旱莲草、何首乌、生地黄具有滋补肝肾、乌发生发的功效，石菖蒲、陈艾具有醒脑开窍、温经通络的功效，玄参具有养阴解毒、免疫调节的功效，外洗使药物直接作用于局部有利于药物成分的渗透，可改善局部血液循环，增强皮肤营养，有效促进毛发再生，且外治法可减少患儿长期服用苦味汤剂的不便，易于被患儿接受。

【良方来源】 李国臣. 刁本恕多元疗法治疗小儿斑秃经验［J］. 中国中西医结合儿科学，2010，2（3）：219-220.

方9 慢性淤积性皮炎——石家庄市中医院协定方祛湿通脉汤

【药物组成】 苏木、生大黄、海桐皮、刘寄奴、当归、苦参、黄柏各15g，白鲜皮30g，芒硝45g。

【使用方法】 煎水外洗。

【适 应 证】 淤积性皮炎。

【使用注意】 水温适宜。

【经验体会】 方中苦参、黄柏、生大黄、苏木燥湿活血清热，为君药。其中苦参性苦寒，善治湿疹疥疮；黄柏长于治疗疮疡肿毒；大黄外用破血瘀、清血热、消肿毒，是久瘀外用之必选药物；苏木活血祛瘀，发散表里风气，尚可和血祛风。诸药合用，共奏利湿通瘀之功。芒硝、刘寄奴消肿止痒，为臣药。芒硝味咸软坚，性寒降下，外用形成局部高渗状态，减轻组织渗出，为常用外用药物，消肿之功卓著，兼有祛瘀之能；刘寄奴破血通经，辅佐苏木以增强通络之力。海桐皮、白鲜皮、当归燥湿杀虫，通络养血，为佐、使药。海桐皮、白鲜皮均为植物根皮，符合中医以皮走皮理论，有引药之功，当归活血补血，发挥刚柔相济、补伐得当、佐使合宜之功，防止方中破血利湿药物太多，造成攻伐太过，有佐制之意。全方君、臣、佐、使，相得益彰，共同发挥祛湿通脉之功。尤以外用药物，直达病所，发挥药效，避免内服药物药力不足，又无内服药物之弊病。

【良方来源】 李浩杰，张哲，石惠君，等. 利湿通瘀法中药外洗治疗淤积性皮炎临床观察［J］. 河北中医，2009，31（9）：1304-1306.

方10　慢性淤积性皮炎——赵炳南经验方

【药物组成】 紫草1两，茜草5钱，白芷5钱，赤芍5钱，苏木5钱，南红花5钱，厚朴5钱，丝瓜络5钱，木通5钱。

【使用方法】 煎水外洗。

【适 应 证】 淤积性皮炎。

【使用注意】 水温适宜。

【经验体会】 紫草、茜草、赤芍、苏木、南红花、白芷具有活血化瘀、行气止痛的功效，厚朴、丝瓜络、木通具有行气通经的功效，诸药合用具有促进血液循环、增强免疫力、抗凝血、抗菌的功效。

【良方来源】 北京中医医院. 赵炳南临床经验集［M］. 北京：人民卫生出版社，2006.

方11　脂溢性皮炎——脂溢洗方

【药物组成】 苍耳子30g，苦参20g，王不留行30g，明矾10g，冰片10g。

【使用方法】 煎水外洗患处，每天2次，隔3天1次。

【适 应 证】 脂溢性皮炎。

【使用注意】 水温适宜。

【经验体会】 以上诸药可收敛止痒、解毒杀虫。

【良方来源】 中医研究院广安门医院. 朱仁康临床经验集［M］. 北京：人民卫生出版社，1979.

方12　脂溢性皮炎——经验方1

【药物组成】 金银花30g，苦参30g，野菊花30g，荆芥20g，枯矾15g，藿香20g。

【使用方法】 煎水外洗患处。

【适 应 证】 脂溢性皮炎。

【使用注意】 水温适宜。

【经验体会】 以上诸药具有清热解毒、杀虫止痒、祛风燥湿的功效，现代药理认为具有抗菌的作用，外洗可直达病所，发挥直接治疗的作用。

【良方来源】 禤国维．皮肤性病中医治疗全书［M］．广州：广东科技出版社，1996.

方13　脂溢性皮炎——经验方2

【药物组成】 透骨草60g，龙葵30g。

【使用方法】 煎水外洗患处。

【适 应 证】 脂溢性皮炎。

【使用注意】 水温适宜。

【经验体会】 透骨草具有祛风除湿、活血解毒的功效，龙葵具有清热解毒、活血消肿的功效，现代药理研究认为这两者具有抗炎、抗菌、杀虫的功效，用于治疗脂溢性皮炎有一定的效果。

【良方来源】 赵炳南，张志礼．简明中医皮肤病学［M］．北京：中国中医药出版社，2014.

方14 幼儿急疹——经验方

【药物组成】 荆芥30g，浮萍20g，紫草30g，野菊花30g，地榆30g。

【使用方法】 水煎外洗，每天1次。

【适 应 证】 幼儿急疹。

【使用注意】 水温适宜。

【经验体会】 荆芥、浮萍、地榆能祛风透疹止痒，紫草清热解毒、透疹消斑，野菊花疏风散热、清热解毒，诸药合用，祛风透疹力强。

【良方来源】 禤国维. 皮肤性病中医治疗全书［M］. 广州：广东科技出版社，1996.

方15 急性女阴溃疡——经验方

【药物组成】 蛇床子、百部各30g，枯矾15g。

【使用方法】 煎水外洗，每天1~2次。

【适 应 证】 急性女阴溃疡，外阴湿疹，外阴瘙痒。

【使用注意】 月经期停用。

【经验体会】 蛇床子、百部、枯矾可杀虫止痒、抗菌抗炎，轻症者可以采用中药内服外洗治疗，重症者则要采用中西医结合治疗。注意加强营养，保持局部清洁。

【良方来源】 禤国维. 皮肤性病中医治疗全书［M］. 广州：广东科技出版社，1996.

方16 急性、亚急性湿疹——经验方

【药物组成】 荆芥、苦参、金银花、地榆、白鲜皮、野菊花各30g，五倍子、大黄各20g。

【使用方法】 煎水，微温药液外洗患处15min，然后用消毒纱布蘸枯矾粉揉擦皮损处1～2min，每天1～2次。

【适 应 证】 急性、亚急性湿疹皮炎。

【使用注意】 注意水温适宜，勿过热烫洗或用力擦洗。

【经验体会】 以上诸药具有祛风清热、利湿解毒、消炎止痒的功效，根据不同情况选择外洗法，宜微温轻柔泡洗。急性湿疹糜烂渗液明显者切忌用粉散剂覆盖，这样做只能适得其反，渗液明显者宜选用湿敷法。

【良方来源】 禤国维. 皮肤性病中医治疗全书［M］. 广州：广东科技出版社，1996.

第二节 湿敷法

湿敷法是用敷料浸吸药液敷于皮损上，以达治疗目的一种外治法。本法利用冷或热的物理作用，影响末梢血管、淋巴管的舒缩性，改善局部体液循环，从而达到抑制渗出、止痒、止痛及促进浸润吸收的作用。覆盖的湿润敷料可软化痂皮，吸收各种分泌物，隔绝外界刺激，因而有保护及清洁作用。湿敷的液体可使角质细胞膨胀，因而有利于药物吸收。本法可按药液温度分为冷湿敷和热湿敷；按操作是否持续分为间歇性湿敷和持续性湿敷。

功 效

抑制渗出，清洁保护，止痒止痛，促进吸收。

操作方法

1. 基本操作 用6～8层纱布（可预先制成湿敷垫备用）浸入新鲜配制的药液中，待吸透药液后，用大镊子取出，拧至不滴水为度，随即敷于患处，务使其与皮损紧密接触。

2. 分类特点

（1）冷湿敷：所用药液不加热，以手试之有"凉"感，一般10℃左右。

（2）热湿敷：所用药液需加热，以手试之有"热"感。一般40～50℃。

（3）间歇性湿敷：每湿敷2～3h，间隔1～2h，每日3～4次，间隔期间及临睡前患处外涂油膏等。

（4）持续性湿敷：日夜不停地进行湿敷。

适应证

1. 急性潮红、肿胀、糜烂，渗出性皮肤病，如急性皮炎、急性湿疹等（主要用冷湿敷）。

2. 亚急性皮肤炎症仍有轻度糜烂、少量渗液者，如亚急性湿疹等（可用热湿敷）。

使用注意

1. 每次湿敷的溶液必须新鲜配制。

2. 湿敷的面积必须与皮损相等，切忌敷于正常皮肤上。

3. 湿敷材料必须密切接触皮损面，尤其在耳后、颜面、肛周、外阴、指间、趾间等部位应特别注意。

4. 湿敷面积不应超过全身总面积的1/3。

5. 湿敷面积较大时，要注意保温，防止感冒，尤其对老人、小儿等人群或湿敷颈、胸等部位更应注意。在冬季或湿敷颈、胸等部位最好不用冷湿敷（若必须用时，要特别注意保温）。

6. 湿敷垫不能向下渗水，但亦不可过干。

7. 颜面湿敷时，要防止药液流入眼、耳、鼻、口中。

8. 颈、胸、腹部湿敷时，要防止药液浸湿床单、衣被等。

9. 某些药液大面积湿敷时，要警惕吸收中毒。

10. 热湿敷之温度不可过高，以免引起烫伤。

11. 湿敷时应掌握无菌操作原则。如用大镊子夹持湿敷垫。

12. 亚急性皮肤炎有血运不良时，不宜用冷湿敷。

技法要点

1. 为使湿敷材料密切接触皮损面，可预先制成不同形状及大小的湿敷垫。如用于面部者可在适当部位剪出孔洞，以便露出眼、鼻及口。用于耳部者则要求面积较小，包裹耳郭即可。

2. 为防止药液流入眼、鼻、耳、口中，湿敷垫不能向下滴水。眼上方及耳道内可放置干棉球。

3. 为防止药液浸湿衣被，湿敷垫不能向下滴水，患者身下可铺塑料布等。

4. 冷湿敷时为保持敷料低温，可在其上放置冰袋；热湿敷时为了使敷料保温，可在其上放置热水袋。

5. 为预防热湿敷可能引起的烫伤，可在皮损周围涂一层凡士林，皮损上盖一块干纱布。

6. 湿敷材料可灵活选取，如无湿敷垫也无纱布时，可用消毒后的厚度相当的若干层白布、毛巾、手帕、口罩等代替。

方1　急性皮肤病——10%黄柏溶液

【药物组成】　黄柏50g，硼砂7.5g。

【使用方法】　将黄柏切片浸于500ml蒸馏水中，经48h，隔热煮沸30min，再加无菌蒸馏水至500ml，趁热加入硼砂，搅拌溶解，待冷。清洗疮面或湿敷疮面。

【适应证】　湿疹、接触性皮炎、传染性湿疹样皮炎等疮面有糜烂渗液者。

【经验体会】　将利福平胶囊内药面10粒（1.5g）倒入250ml 10%黄柏溶液内摇匀备用，即成复方黄柏溶液。在治疗原发病的同时用浸润过上述药液的纱布覆盖原发病疮面及周边皮损疮面，外用消毒纱布包扎。1~2天换药1次。

【良方来源】

1. 禤国维. 皮肤性病中医治疗全书［M］. 广州：广东科技出版社，1996.

2. 韩永胜. 复方黄柏溶液外敷治疗传染性湿疹样皮炎234例［J］. 中医外治杂志，2002（4）：51.

【临床疗效】　采用自配复方黄柏溶液湿敷治疗传染性湿疹样皮炎234例，经临床观察全部治愈。一般用药后第2天症状开始减轻，用药3~5次即可痊愈。如原发病不愈者继续治疗原发病。如有复发再用本方仍有效。

方2　急性皮肤病——马齿苋水剂

【药物组成】　马齿苋30g，水1 000ml。

【使用方法】　煮沸20min，滤过冷却后备用。湿敷、外擦、浸浴、洗涤疮面。

【适 应 证】　急性湿疹、皮炎等渗出性皮肤疾病。

【经验体会】　外用中药马齿苋水剂具有清热消肿、止痒收敛的功效，且安全、刺激性小，适合用于皮肤薄嫩的阴囊部位，渗出明显时湿敷，无渗出时外洗，2次/d，15min/次。

【良方来源】

1. 赵炳南，张志礼. 简明中医皮肤病学［M］. 北京：中国中医药出版社，2014.

2. 靳曰军. 奥洛他定联合四妙丸及马齿苋水剂治疗急性阴囊湿疹的临床和生活质量观察［J］. 中国皮肤性病学杂志，2020，34（10）：1218-1220.

【临床疗效】　应用奥洛他定联合四妙丸及外用马齿苋水剂治疗急性阴囊湿疹疗效满意。

方3　急性皮肤病——龙胆草水剂

【药物组成】　龙胆草30g，水1 000ml。

【使用方法】　煮沸20min，滤过冷却后备用。湿敷疮面。

【适 应 证】　急性湿疹、皮炎等渗出性皮肤疾病。

【经验体会】　儿童急性湿疹明显渗出者采用龙胆草汤湿敷。基本药物组成：龙胆草、黄柏各10g，金银花、马齿苋各30g，五倍子5g，生甘草15g。每次取适量湿敷，2次/d，20min/次。

【良方来源】

1. 赵炳南，张志礼. 简明中医皮肤病学［M］. 北京：中国中医药出版社，2014.

2. 查小明. 龙胆草汤湿敷对儿童急性湿疹的护理效果［J］. 新中医，2016，48（5）：265-267.

【临床疗效】 采用龙胆草汤湿敷治疗有明显渗出的儿童急性湿疹患者，能明显减轻瘙痒和缩短渗出时间，减轻皮损，改善睡眠，提高临床疗效。

方4 慢性湿疹/皮肤病急性期——苍肤水剂/加减苍肤水剂

【药物组成】 苍耳子15g，地肤子15g，土槿皮15g，蛇床子15g，苦参15g，百部15g，枯矾6g，水3 000ml。

【使用方法】 以上群药共碾成粗末，用布袋装好。用时加水3 000ml，煮沸20min后待温，浸泡或湿敷患处。每次20～30min，日敷1～2次。

【适 应 证】 慢性湿疹、手足癣以及肥厚性、角化性皮肤病等。

【经验体会】 本方加减后也可用于皮肤病急性期。皮肤病急性期常出现以红斑、肿胀、糜烂、渗出为主的临床症状。多为湿热内蕴，复感风、湿、热邪，内外之邪相搏充于腠理，浸淫肌肤而发。药用：以上药加黄柏20g、龙胆草20g，布包煎取药液3 000ml，冷却，将6～8层无菌纱布做成的湿敷垫浸泡在药液中3～5min，稍加拧挤至不滴水为度，然后湿敷在大片的红斑、糜烂、渗出皮损上，每隔10～15min更换1次，共2～3次。每日可根据病情轻重重复上述方法数次。

【良方来源】

1. 赵炳南，张志礼. 简明中医皮肤病学［M］. 北京：中国中医药出版社，2014.

2. 刘蕻，张志礼. 加减苍肤洗剂在皮肤科的应用［J］. 中国医刊，2000（8）：46.

第三节 撒药法

撒药法是将药物制成细粉，撒于患处的治疗方法。根据药粉接触皮损的情况，本法可分为直接法和间接法。

1. **直接法** 将药粉直接轻轻扑撒于皮损表面，由于扑撒时患处受力轻微，刺激极小，撒在皮损上的细小颗粒又有安抚、收敛及散热作用，故适用于基本无渗出的急性炎症，或用于扑撒爽身粉、防护粉等。

2. **间接法** 先在皮损上外涂药膏、药油或蜜水等，然后再将药粉撒在这些药物之上。间接法的功效有三：①利用药粉颗粒的隔离及润滑作用保护药膏，减轻衣被等对其的粘除；②当薄涂药膏，较用力厚扑药粉时，可使部分药粉混入药膏中，而起到类似糊膏的效用；③利用药膏、药油或蜜水等的黏腻作用，可加强药粉的固着。

功 效

安抚收敛，散热止痒，保护药膏，固着粉剂。

操作方法

1. **直接法** 用棉球、粉扑、毛笔、纱布蘸药粉或用孔盒、纱布袋装药粉，轻轻在皮损上方均匀扑撒，亦可将药粉装在喷瓶内，在皮损上方均匀喷撒。

2. **间接法** 根据治疗需要，先在皮损上涂适当厚度的药膏或药油、蜜水等，然后再在这些药物上面扑撒药粉。

适应证

1. **直接法** 急性皮炎早期、浸渍糜烂型手足癣，或为爽身、防护之用。

2. **间接法** 亚急性皮肤病、慢性皮肤病。

使用注意

1. 糜烂、渗出皮损忌用。

2. 毛发部位忌用。

技法要点

1. 直接法

（1）量较少或临时配制的药粉，多用棉球、纱布、粉扑、毛笔蘸药扑撒。

（2）量较大或固定处方的药粉，多用孔盒、纱布袋或喷瓶装药后扑撒。

（3）为减轻刺激及增加蘸取药粉的面积，棉球及纱布要经拉扯使尽量松软。毛笔要剪去尖，并揉捻松散。

2. 间接法

（1）以保护药膏为目的时，应选用作用缓和的粉剂，如滑石粉等，用力宜轻。

（2）以治疗亚急性皮肤病为目的时，药膏宜薄，药粉宜厚，特别注意扑药粉时适当用力，以使药粉颗粒进入药膏中，达到类似糊膏而起一定吸收分泌物的作用。

（3）以治疗慢性皮肤病为目的时，药膏宜薄，药粉应选用作用较强者。

（4）所用蜜水要注意黏度适当，一般可用原蜜加等量的水。

方1　急性皮炎——止痒扑粉1

【药物组成】　绿豆50g，氧化锌5g，樟脑1g，滑石粉加至100g。

【使用方法】 将绿豆、氧化锌、滑石粉研成细末，再加入樟脑，研匀即成。干扑于患处。

【适 应 证】 痱子、湿疹、皮炎以及其他瘙痒性皮肤病等均可应用。

【经验体会】 新研外用制剂止痒扑粉药物组成及治疗方法：冰片5g，明矾10g，密陀僧15g，如意金黄散100g，滑石粉加至500g。先将冰片、明矾、密陀僧混匀研极细末，过筛120目，再加金黄散、滑石粉搅匀制成止痒扑粉。停用激素及抗真菌软膏。用止痒扑粉外用3次/d，连用1周。

【良方来源】

1. 禤国维. 皮肤性病中医治疗全书［M］. 广州：广东科技出版社，1996.

2. 李焕铭. 止痒扑粉治疗尿布皮炎23例［J］. 江西中医药，2005（4）：37.

【临床疗效】 用新研外用制剂止痒扑粉治疗尿布皮炎23例取得较好疗效。23例患儿中男15例，女8例，月龄1～16月，其中18例曾外用激素、抗真菌软膏，疗效不理想。经用止痒扑粉治疗1周后临床治愈（皮损消退）18例，占78.3%；显效（皮损消退80%以上仅留少许淡红色斑及鳞屑性皮损）3例，占13%；无效（皮损未见明显消退）2例，占8.7%。

方2 急性皮炎——止痒扑粉2

【药物组成】 滑石30g，寒水石9g，冰片2.4g。

【使用方法】 干扑于患处。

【适 应 证】 痱子、湿疹、皮炎以及其他瘙痒性皮肤病等均可应用。

【良方来源】 赵炳南，张志礼. 简明中医皮肤病学［M］. 北京：中国中医药出版社，2014.

方3　疮疡阳证已溃——拔毒生肌散（市售成药）

【药物组成】 冰片、煅炉甘石、煅龙骨、虫白蜡、煅石膏、轻粉、红粉、黄丹。

【使用方法】 外用适量，撒布于患处，或以膏药护之。

【适 应 证】 用于治疗疮疡阳证已溃，脓腐未清，久不生肌的患者。

【经验体会】 有文献表明拔毒生肌散可改善创面皮肤组织的供血，消除炎症反应，从而促进创面愈合，并减轻创面局部痉挛。同时拔毒生肌散又可使大量坏死组织脱落，消除脓腐，从而进一步改善微环境，使创面恢复迅速，并有促进新陈代谢的作用，最终加快创面组织修复，达到治疗目的。

【良方来源】

1. 拔毒生肌散是外用散剂，原方出自清代名医赵廷海。

2. 安琪，杜玉青，李友山，等. 拔毒生肌散治疗慢性难愈性创面的系统评价和Meta分析［J］. 世界中医药：2023，18（7）：1008-1013.

【临床疗效】 有研究系统评价了拔毒生肌散治疗慢性难愈性创面的疗效。通过纳入比较拔毒生肌散和外科基础换药效果的临床试验进行Meta分析发现，使用拔毒生肌散能提高慢性难愈性创面的愈合率和有效率、降低愈合时间和疼痛评分，并且进行拔毒生肌散的安全性分析，临床上并未发现明显不良反应。

方4 皮肤炎症急性期——青黛散

【药物组成】 青黛60g，石膏120g，滑石120g，黄柏60g。

【使用方法】 研细末，麻油调敷患处或直接干撒。

【适 应 证】 脓疱疮、带状疱疹、湿疹、接触性皮炎等皮肤病。

【经验体会】 青黛散可用于治疗基底细胞癌、鳞状细胞癌、寻常狼疮引起的皮肤溃疡。这三种疾病所致的溃疡临床表现有相似之处，多为头面颈部易受累，边缘隆起，病程往往较长，长期的创面溃破后难以收口，伴稀薄或浓稠分泌物，溃疡边缘因水肿而隆起。在治疗时，外科常规换药配合使用青黛散粉均匀覆盖创面，厚度约1mm，用无菌纱布覆盖，胶带或绷带固定。同时隆起的边界也须覆盖青黛散粉，以减轻水肿。青黛散在使用时无须立即清理，患者在能耐受的情况下保持一天能减少患者局部皮肤的摩擦和刺激，延长药物作用时间。同时，青黛散非无菌制剂，在使用时须避开感染明显部分。

【良方来源】

1. 禤国维. 皮肤性病中医治疗全书［M］. 广州：广东科技出版社，1996.

2. 唐源苑，向丽萍. 青黛散治疗皮肤疾病刍议［J］. 中国中医药现代远程教育，2021，19（5）：88-91.

3. 陈金龙，廖水香，吴兵. 青黛散治疗念珠菌性包皮龟头炎21例［J］. 中国中医药现代远程教育，2016，14（7）：91-92.

【临床疗效】 观察青黛散外用治疗性病性或非性病性念珠菌性包皮龟头炎的疗效。所有21例符合中西医诊断标准的患者，轻症者单用青黛散干扑或麻油或冷开水调敷外用，反复不愈者合用口服抗真菌药，疗程4~11天不等，疗程结束后观察疗效，结果表明青黛散在治疗性病性或非性病性念珠菌性包皮龟头炎方面疗效显著，有效率达95.2%。

方5 湿疹急性或亚急性期——湿疹散

【药物组成】 吴茱萸、蛇床子、白芷、黄柏、大黄、苍术、川椒各12g，龙骨、牡蛎、石膏、白矾各15g，海螵蛸30g、呋喃西林3g、青黛20g、冰片4.5g。

【使用方法】

1. 取吴茱萸、蛇床子、白芷、黄柏、大黄、苍术、川椒研成细末，过120目筛。

2. 把龙骨、牡蛎、石膏、白矾直接用火煅透后，加入海螵蛸，共碾成细末，过120目筛。

3. 呋喃西林、青黛、冰片用乳钵研细。

4. 以上粉剂混合均匀，装瓶蜡封备用。根据湿疹范围大小，取备用药粉适量与麻油调和后抹于患处，并让其暴露，不必包扎，2次/d。

【适 应 证】 伴有渗出或结痂的湿疹。

【经验体会】 一般经3～7天可愈。

【良方来源】 李春杰，王虎岗. 湿疹散的配制及疗效［J］. 中国药学杂志，1986（12）：729.

【临床疗效】 研究表明，对53例患者使用湿疹散进行治疗，其中阴囊湿疹18例，下肢湿疹26例，耳垂部湿疹9例，均收到较满意的疗效。

第四节 涂药法

涂药法是用适当器具（如棉签、纱布块、棉球或小毛刷等）蘸取药液（水溶液剂、药油、药酒、药醋等）、软膏、药糊、乳剂或混悬剂等，均匀搽于患处的治疗方法。本法适用于多种剂型，是皮肤科最基本的外用法之一。

功　效

根据所用药物之不同，分别可有清凉止痒、祛风杀虫、润肤去痂、软坚散结等作用。

操作方法

1. 药液类涂药法　用棉签、棉球或小毛刷蘸取适量药液，搽于患处。每日2~3次。

2. 软膏类涂药法　用棉签、纱布块或手指洗净后，蘸取适量软膏，均匀薄搽于患处，不用覆盖。每日1~2次。

3. 洗剂涂药法　先将药物充分摇匀，即刻用小毛刷蘸取药物搽于患处。每日2~3次。

适应证

本法可用于多种药物，故适应证广泛。如急性、亚急性或慢性皮肤病均可选用。

使用注意

1. 皮损处应涂满药物。

2. 应尽量避免将药物涂至正常皮肤面。

3. 随时注意药物的过敏反应，一旦发生过敏，应及时停药。

4. 大面积涂敷时，要注意保暖，预防感冒。

5. 某些药物（如汞、砷制剂等）大面积涂用时，应注意防止吸收中毒。

技法要点

1. 涂药液类时，每次用棉签等蘸取药液的量不可过多（切忌药液从棉签上滴落），应视皮损大小分数次涂搽，这样就不会有多余药液流到健康皮肤处。

2. 涂软膏类时

（1）一般作用较缓和的大多数软膏、乳剂、药糊等，可用手指涂药，但涂药前后要注意洗手。

（2）凡有毒性、刺激性或腐蚀性的药物应避免用手涂药，此时最好用止血钳（或镊子）夹持6~8层小纱布块蘸药外涂。

（3）涂药时要适当用力揉动，以促软膏类渗透。

3. 涂洗剂时，每次蘸药前均应充分摇动，以使药物混匀。

4. 涂药时要按一定顺序，这样可避免遗漏部位。

5. 为防止某些药物（如汞、砷制剂）的吸收中毒，对大面积皮损涂药时，可采取两种药物隔日轮换用药或身体上下部轮换用药的方法。

方1　放射性损伤——黑降丹

【药物组成】　血余炭、鸡子黄等传统中药炮制。

【使用方法】

1. 清洁疮面后用黑降丹外涂，使疮面充分接触药物。冬天因黑降丹凝固可加甘草油适量调匀后外涂患处，每日换药1次。

2. 放射性直肠炎患者，用黑降丹15ml、甘草油15ml加地塞米松5mg，吸入50ml注射器内，注射器套上橡胶管（可用导尿管），管外涂上石蜡油，送入肛门内15~20cm，然后把药物推注于肠道内，每晚睡前1次。

【适 应 证】　放射性损伤。根据接受放射线照射的剂量不同分为三度：第一度，初为鲜红，以后呈暗红色斑，或有轻度水肿，自觉灼热与瘙痒。3~6周后出现脱屑及色素沉着。第二度，显著急性炎症水肿性红斑，表面紧张有光泽，有水疱形成，疱破后成糜烂面。自觉灼热或疼痛。经1~3月痊愈，留有色素沉着、色素脱失、毛细血管扩张和皮肤萎缩等。第三度，红斑水肿后迅速出现组织坏死，以后形成顽固性溃疡。溃疡深度不定，一般可穿通皮肤及肌肉，甚至骨组织。溃疡底面有污秽的黄白色坏死组织块，自觉剧痛，很难愈合，愈后形成萎缩性瘢痕、色素沉着、色素脱失和毛细血管扩张。

【禁 忌 证】　对上述药物过敏者慎用。

【经验体会】　放射性损伤是毒热之气伤阴耗血所致，黑降丹具有滋阴、养血、清热的功效。黑降丹中含有多种氨基酸，多种微量元素及卵磷脂，对局部组织的营养代谢有促进作用，能改善病灶局部营养状况。

【良方来源】　郁仁存，饶燮卿，金铃，等. 黑降丹治疗放射性损伤的临床及实验观察［J］. 实用癌症杂志，1995（3）：194-195.

方2　慢性顽固性皮肤溃疡、窦道——生肌象皮膏

【药物组成】　象皮粉23g，生石膏35g，血余炭14g，炉甘石58g，生地黄17g，当归14g，醋龟甲28g。

【使用方法】　上药研磨为粉末后混合，加蜂蜡、白蜡熬制后冷却。采用生肌象皮膏外敷于创面，后用无菌纱布包扎，2日1次。

【适 应 证】 生肌、敛疮、杀菌。用于大面积褥疮及创伤久不收口等症。

【禁 忌 证】 妊娠或哺乳期妇女；对凡士林、生肌象皮膏过敏者。

【经验体会】 中医认为慢性溃疡的主要病机为气虚血瘀、热毒壅滞。治疗原则是活血化瘀、益气利湿、祛腐生肌。生肌象皮膏中，象皮粉具有祛腐生新、生肌长肉、止血敛疮的功效；生石膏清热消肿；血余炭生肌敛疮、止血化瘀；炉甘石生肌消肿、收湿除烂。四药配伍可清湿毒、祛热毒，使血脉畅而新肉生。生地黄清热凉血、养阴生津；当归补血活血；醋龟甲滋阴潜阳、补肾壮骨、养血安神，联合象皮粉、生石膏、血余炭、炉甘石于内可截热，于外可濡养受损皮肤，养血生津，煨脓长肉，标本兼治。

【良方来源】

1. 骆树林，钱承美，花双林，等．生肌象皮膏治疗慢性下肢溃疡疗效观察［J］．山东中医杂志，2022，41（12）：1316-1320.

2. 朱朝军，张朝晖，马静，等．生肌象皮膏在慢性难愈性创面修复中的应用研究进展［J］．世界中西医结合杂志，2014，9（10）：1136-1138.

方3 褥疮——紫色疽疮膏

【药物组成】 轻粉、红粉、琥珀粉、乳香粉、血竭各9g，冰片、煅珍珠粉各0.9g，蜂蜡30g，香油120ml。

【使用方法】 上药调和。外涂患处每日2次。

【适 应 证】 淋巴结核，下肢溃疡，慢性溃疡，褥疮，扁平疣，手足皲皲。

【禁 忌 证】　急性炎症性皮损、新鲜肉芽勿用。大面积皮损使用时，应注意防止汞剂吸收中毒。对汞过敏者禁用。

【经验体会】　对于褥疮，常用化腐生肌法，轻粉、红粉等具有促进坏死组织溶解、脱落的作用。创面有坏死组织（腐肉），炎症仍有扩散，表面看来坏死组织与正常组织分界不清时，宜用紫色疽疮膏外敷。外用药膏须敷在疮面上，避免腐蚀正常组织，药膏应敷得厚一些。一般每日换药一次，换药前用甘草油清洁疮面。

【良方来源】

1. 白彦萍，周冬梅. 中医临证皮肤病心得［M］. 北京：人民卫生出版社，2016.

2. 王广宇，王雨，王雷永，等. 基于内皮细胞自噬探讨紫色疽疮膏治疗糖尿病足血瘀型慢性创面的作用机制［J］. 河北中医，2021，43（1）：56-60，68.

方4　天疱疮或类天疱疮属湿热证者——甘草油调祛湿散

【药物组成】　甘草油，祛湿散（大黄、黄芩、寒水石及青黛）。

【使用方法】　调和后外用或厚敷于患处。

【适 应 证】　天疱疮、类天疱疮、带状疱疹、湿疹、丘疹性荨麻疹、脂溢性皮炎等属湿热证者。

【禁 忌 证】　孕妇及月经期、哺乳期妇女慎用。对上述药物过敏者忌用。

【经验体会】　祛湿散由大黄、黄芩、寒水石及青黛组成，大黄泻热毒、破积滞、行瘀血；黄芩为之使，其性清肃，味苦阴寒，除邪燥湿胜热；寒水石禀积阴之气而成，气大寒，味辛咸，配合咸寒的青黛，能除余毒邪热。中药散剂用植物油或药油调和而成，可随调随用，有清凉、解毒、止痒、收敛、保护创面等作用。

【良方来源】 曹洋，李伯华，周涛，等. 燕京赵氏皮科流派"甘草油调中药散"的临床应用［J］. 中医杂志，2021，62（6）：544-546.

方5 阴性疮疡——回阳生肌散

【药物组成】 人参5钱，鹿茸5钱，雄黄5分（1分=0.3125g），乳香1两，琥珀2钱，京红粉1钱。

【使用方法】 薄撒于创面上，或制药捻用。

【适 应 证】 结核性溃疡（鼠疮），慢性顽固性溃疡及属于阴疮久不收口者。

【禁 忌 证】 妊娠及哺乳期者慎用。火毒疮疖，属于阳证脓毒未净者及汞过敏者禁用。

【经验体会】 赵炳南、王玉章教授认为阴证疮疡，"阴中之阴"证，病机为阳衰阴亏，治宜温阳益气、活血生肌，研制了"回阳生肌散"外用方药。回阳生肌散功能回阳生肌，止痛收敛。

【良方来源】 北京中医医院. 赵炳南临床经验集［M］. 北京：人民卫生出版社，2006.

方6 手足皲裂——双红膏

【药物组成】 血竭2.5g，红景天2.5g，羊毛脂27g，凡士林68g。

【使用方法】 血竭、红景天烘干研细末，过120目筛，加入凡士林、羊毛脂，加热搅拌调成软膏。先以温热水（38.5～40℃）泡手或足部5～10min；次即轻巧剪去翘起硬皮；再将药膏涂入裂隙中，每日2～3次，连续用药7日为1个疗程。

【适 应 证】　手足皲裂，表现为手足部的皮肤干燥、开裂。

【禁 忌 证】　对上述药物过敏者慎用。

【经验体会】　双红膏方中，血竭有活血、生肌止痛的功效。用血竭，主要针对寒与燥两方面，既取树脂黏合之性以利裂缝的愈合，又能避免性味苦寒之品，不利于气血周流的弊端。血竭味甘主补，活血化瘀，生肌敛疮，能使血液的周流得到改善，从而达到裂隙弥合的目的；红景天，可用于滋补强壮，抵御寒冷，还有活血止血的功效。

【良方来源】　陈金兰，张压西，戴蜀平，等. 双红膏治疗手足皲裂临床观察［J］. 湖北中医杂志，2009，31（6）：44.

方7　痤疮——痤宁酊（原名：痤灵酊）

【药物组成】　丹参、白芷、黄芪等。

【使用方法】　外搽患处。

【适 应 证】　用于痤疮、酒渣鼻。

【禁 忌 证】　禁止服用，对上述药物或酒精过敏者慎用。

【经验体会】　中医认为，肝肾同源，女子的经、孕、产、乳都与肝、肾两脏密切相关。如果肾阴不足，相火过旺，一方面虚火上炎灼肺，引起肺热血热；另一方面肾阴不足，水不涵木，可导致肝阴不足，肝经郁热。肝经郁热，肝失疏泄，气机不畅，脏腑功能紊乱，情志失调，湿、热、痰、瘀乃生，更易发为痤疮。月经前阴血下聚于胞宫，阳热虚火浮越于上，而致经前痤疮皮损增多加重。广东省中医院皮肤科在国医大师禤国维学术思想指导下提出用滋阴清肝调冲任的方法治疗女性痤疮，在内治法基础上配合院内制剂痤宁酊（原名为痤灵酊）外涂，痤宁酊具备清热解毒，凉血消痤的功效，可辅助痤疮炎症的减轻，促进炎症性皮损的修复和愈合。

【良方来源】 李智珍，池凤好，范瑞强. 滋阴清肝消痤方配合痤灵酊治疗成年女性痤疮52例［J］. 中医杂志，2006，47（12）：932.

方8 白癜风——白蚀酊

【药物组成】 乌梅、菟丝子、蒺藜等。

【使用方法】 外搽患处。

【适 应 证】 用于白癜风及其他色素减退性皮肤病。

【禁 忌 证】 孕妇慎用。

【经验体会】 禤国维教授认为白癜风病机有三：一是风湿之邪搏于肌肤，气血失畅，血不荣肤所致；二是因情志损伤或因白癜风致情志抑郁，肝失条畅，气血失和，肌肤失养；三是本病久病伤损，肝肾亏虚。禤老认为这种黑白失调的肤色表现，属于中医阴阳失调范畴，临床上常用黑白配对的方药进行治疗，基本方为：乌豆衣、乌梅、白蒺藜、白芍、白芷、白术、白鲜皮、黄芪、菟丝子、生牡蛎、补骨脂、牡丹皮、玄参、甘草。方中黑白相配，兼以补肾活血，共奏调和气血、平补阴阳之功。

【良方来源】

1. 欧阳杰. 禤国维治疗白癜风经验及相关中药研究［J］. 江西中医药，2009，40（9）：17-18.

2. 李红毅，禤国维. 禤国维教授治疗白癜风经验［J］. 中医药学刊，2006（1）：24.

3. 杨贤平，张子圣，林颖，等. 国医大师禤国维应用乌梅治疗皮肤病经验［J］. 中华中医药杂志，2019，34（3）：1026-1028.

方9 瘢痕疙瘩——黑布药膏

【药物组成】 老黑醋2 500ml，五倍子860g，金头蜈蚣10条，蜂蜜180g，梅花冰片3g。

【使用方法】 外涂药膏于皮损上，需2~3mm厚（不要用金属器械涂药），用黑布或厚布盖上，换药前清洁皮肤，两三天换药1次。

【适 应 证】 常用于瘢痕疙瘩、疖、痈、毛囊炎初期、乳头状皮炎。

【禁 忌 证】 对上述药物过敏者忌用，孕妇忌用。

【经验体会】 方中老黑醋软坚解毒，五倍子收敛解毒，金头蜈蚣破瘀以毒攻毒，梅花冰片镇痒止痛解毒，蜂蜜调和诸药。此方功能破瘀软坚。黑布药膏储备时一定勿用金属器皿，使用时也不要用金属器械涂药。最好是隔两三天换药1次。

【良方来源】 北京中医医院. 赵炳南临床经验集［M］. 北京：人民卫生出版社，2006.

方10 湿疹——消炎止痒霜

【药物组成】 丹皮酚、甘草次酸、苦参、薄荷、冰片等。

【使用方法】 外涂适量于患处，每日数次。

【适 应 证】 湿疹。表现为伴有剧烈瘙痒的红斑、丘疹、渗出性皮肤病，边界不清，对称分布，皮损多形。

【禁 忌 证】 皮损糜烂、渗液多，以及对上述药物成分过敏者、孕妇慎用。

【经验体会】 湿疹是皮肤科常见疾病，中医认为本病多因风、湿、热蕴于肌肤而成，或素体脾虚，又因外感风湿之邪所致。《医宗金鉴·外科心法要诀》中记载："初起如粟米，而痒兼痛，破流黄水，浸淫成片，随处可生。由脾胃湿热，外受风邪，相搏而成。"消炎止痒霜是由国医大师禤国维教授的经验方研制而成的纯中药外用制剂。组方中丹皮酚是从牡丹根皮中提取出来的有效活性成分，可降低毛细血管通透性，抑制变态反应，具有消炎止痒、抗过敏作用；苦参清热燥湿，研究发现，苦参碱能抑制变应原诱导的肥大细胞脱颗粒和卵白蛋白诱导的嗜酸性粒细胞计数增加，恢复IL-4、IL-5、IgE和IL-13水平，对抗渗出性炎症反应；薄荷中含有的薄荷醇等成分，可促进药物透皮吸收，麻醉局部神经末梢，与冰片合用能起到清凉止痒的作用；甘草次酸有促皮质激素样作用和抗菌作用。诸药合用，共奏清热燥湿、消炎止痒之功，安全有效，无激素样的副作用。

【良方来源】

1. 陈国勤，周聪和，周兰. 利湿止痒片联合消炎止痒霜治疗肛周湿疹临床观察［J］. 湖北中医杂志，2009，31（5）：39-40.

2. 梁瑞，禤国维，李红毅，等. 消炎止痒霜治疗湿疹、皮肤瘙痒症40例疗效观察［J］. 新中医，2004，36（10）：45-46.

方11 寻常疣——消疣药酒方

【药物组成】 鸦胆子50g，陈皮30g，红花50g，生牡蛎80g，龙胆草50g，白芍30g，夏枯草30g，柴胡20g。

【使用方法】 干品研成粉末后加入白酒1 500ml浸泡，2周后取出浸液，涂搽于皮损处，涂药范围较皮损稍大，边涂边用棉签稍加压，反复3～5遍，每日4～6次。疣体较大者先用温水泡软，用刀将顶端削平后再搽药，4周为1个疗程，连续治疗2个疗程后判定疗效。

【适应证】　寻常疣。是由人乳头瘤病毒感染皮肤和黏膜所引起的良性赘生物，具有自身接种的特点。

【禁忌证】　酒精过敏者忌用。

【经验体会】　中医认为寻常疣是由外感风热湿毒，侵袭肌肤，客于体表，或因肝郁气滞，血气不和，气滞血瘀阻于肌肤而成，正气不足是发病的内因，感受湿热毒邪是发病的外因，因此治疗应以清热解毒、祛风除湿、活血化瘀、软坚散结为原则。组方中鸦胆子具有腐蚀赘疣之功效，陈皮理气化痰，龙胆草清泻肝火，红花活血化瘀，白芍养肝柔肝，生牡蛎、夏枯草软坚散结；酒性甘辛、大热，属阳性液体辅料，易被皮肤吸收，具有主升提、引药归经和向上、向外的作用，从而使药效直达病所，同时它还是一种较强的增溶剂，能起到析出药物的作用，酒药合用从而达到治疗本病的效果。

【良方来源】　丘柏荣. 自拟消疣药酒方治疗寻常疣的临床研究［J］. 光明中医，2014，29（6）：1223-1224.

方12　带状疱疹——三黄洗剂（四黄消炎洗剂）

【药物组成】　大黄、黄柏、黄芩、苦参等。

【使用方法】　外涂患处每日3次。

【适应证】　带状疱疹。表现为沿单侧神经分布的红斑，上覆簇集水疱，伴有剧烈疼痛。

【禁忌证】　皮肤糜烂、渗液明显及对上述药物过敏者忌用，孕妇慎用。

【经验体会】　带状疱疹是临床常见的病毒感染性皮肤病，中医学称为"缠腰火丹""蛇串疮"。方中诸药具有清热解毒、收敛止痛之功，在早期水疱、渗液时，予紫金锭研末，加入混合后涂搽，应用效果尤佳。

【良方来源】 刘俊峰，莫秀梅. 当代中医皮肤科临床家丛书：第三辑：陈达灿［M］. 北京：中国医药科技出版社，2019.

方13 痱子——黄连素液

【药物组成】 黄连素。

【使用方法】 用黄连素10片（0.1g/片），溶于少量温开水中。洗浴后直接用棉签将黄连素液涂于患处，每日2次，1周为1个疗程。

【适应证】 痱子，因汗出不畅导致皮肤出现针头大小丘疹、丘疱疹或小水疱，伴灼热瘙痒。

【经验体会】 黄连素又名小檗碱，是从黄连或黄皮树等植物中提取的生物碱，其性苦寒，有清热解毒之效。研究表明，黄连素抗菌谱广，在体外对多种革兰氏阳性及阴性菌均具有抑制作用。本法简便易行，实用方便。

【良方来源】 冯仲贤. 黄连素外用治疗痱子57例［J］. 中国民间疗法，2014，22（8）：31.

【临床疗效】 一般在治疗后第2天皮疹开始减轻、消退，3天治愈率为80.7%。

方14 扁平疣——鸦胆子及中药酒浸方

【药物组成】 鸦胆子仁或鸦胆子油，土茯苓20g，马齿苋20g，木蝴蝶10g，重楼20g。

【使用方法】 鸦胆子仁捣烂或鸦胆子油涂敷患处；取土茯苓、马齿苋、木蝴蝶、重楼，四味中药浸泡于75%酒精中1周，酒浸方外涂皮损处，每日3次，可揉擦皮损至轻微发红。

【适 应 证】　扁平疣。表现为扁平丘疹，淡红色或正常皮色，边界清楚，互不融合，可微痒或不痒。

【禁 忌 证】　对上述药物过敏者及孕妇忌用。

【经验体会】　鸦胆子有清热解毒、腐蚀赘疣的作用，《医学衷中参西录》言"治梅毒及花柳毒淋。捣烂醋调敷疔毒。善治疣"。现代药理研究发现鸦胆子可使赘疣细胞核固缩，细胞坏死、脱落。重楼清热解毒、消肿止痛，《本草汇言》谓"蚤休，凉血去风，解痈毒之药也"。土茯苓解毒除湿、通利关节，《本草正义》言"土茯苓，利湿去热，能入络，搜剔湿热之蕴毒"。马齿苋清热解毒、凉血止血，《新修本草》云"主诸肿瘘疣目，捣揩之"。土茯苓、马齿苋、木蝴蝶、重楼四味中药都有清热解毒的作用，现代药理研究显示均有不同程度的抗病毒作用。

【良方来源】　秦琴，张毅. 张毅教授治疗扁平疣经验［J］. 四川中医，2022，40（6）：3-6.

方15　小儿斑秃——外涂酊剂

【药物组成】　侧柏叶、木蝴蝶、补骨脂各100g。

【使用方法】　用体积分数为60%的白酒浸泡1周，用姜片蘸药液外擦头部秃发区。

【适 应 证】　小儿斑秃。

【禁 忌 证】　对上述药物及酒精过敏者忌用。

【经验体会】　本方为刁本恕老中医治疗小儿斑秃的经验方。小儿斑秃很少与精神压力、紧张等因素相关，刁老自制酊剂治疗小儿斑秃，使药物直接作用于局部，不仅有利于药物成分的渗透吸收，改善局部血液循环，增强头皮营养，有效促进毛发再生，而且克服了患儿长期服用苦味汤剂的缺点，使患儿易于接受。

【良方来源】 李国臣. 刁本恕多元疗法治疗小儿斑秃经验[J]. 中国中西医结合儿科学, 2010, 2（3）: 219-220.

方16 斑秃——乌发生发酊

【药物组成】 三七、川芎、红花、西洋参、丹参、黄芪、川椒等。

【使用方法】 外擦患处，每日2～3次。

【适 应 证】 斑秃。

【禁 忌 证】 对上述药物及酒精过敏者忌用。

【经验体会】《血证论·瘀血》言："瘀血在上焦，或发脱不生。"《医林改错·通窍活血汤所治之症目》言："皮里肉外血瘀，阻塞血路，新血不能养发，故发脱落。"情志抑郁，肝失疏泄，气血运行不畅，久则气滞血瘀；或因"久病入络"，瘀阻毛窍，血不能上荣发根，故致脱发。本方药物为益气生血、活血祛瘀、行气通经之品，能扩张毛细血管，改善微循环，加强毛囊营养，促进毛发再生，还可调节神经、内分泌、肾上腺皮质和免疫功能而起到补肾生发的作用。

【良方来源】 陈修漾，梁家芬，李红毅，等. 益发口服液合乌发生发酊对肝肾不足型斑秃患者免疫功能的影响［J］. 广州中医药大学学报, 2014, 31（2）: 201-204.

方17 乳头皲裂——加味蛋黄油

【药物组成】 蛋黄油、白及粉、冰片。

【使用方法】 取鸡蛋10个煮熟去蛋白，将蛋黄捏碎放在锅里用文火炒（注意：不需要加油），边加热边轻轻翻动，直到发黑出油。从鸡蛋黄中流出的油状液体就是蛋黄油，然后去渣，将蛋黄油收集在干净的容器中，冷却后加少量白及粉、冰片待用。使用时用消毒棉签蘸取少许，涂抹患处，一日3~5次。

【适应证】 乳头皲裂。表现为哺乳期发生的乳头浅表性溃疡。

【经验体会】 乳头皲裂是哺乳期常见病之一，轻者仅乳头表面出现裂口，甚者局部渗液、渗血，日久不愈，反复发作，易形成小溃疡，特别是哺乳时往往有剧烈的疼痛感觉，令患者坐卧不安，极为痛苦。蛋黄油又称鸡子油、凤凰油、至圣膏，是蛋黄经熬炼而制得的加工品，其作为药用已有1 400余年的历史，始载于南北朝北周时期姚僧垣所撰《集验方》，用于治疗汤火烧伤，具有生肌长皮、敛疮收口、消肿止痛的作用。蛋黄油制作简单，渗透吸收性好，安全、温和、刺激性小，能促进伤口愈合和皮肤修复，用于敏感娇嫩的皮肤收效甚佳。

【良方来源】 王紫娟. 蛋黄油治疗妇科杂症应用举隅［J］. 中国中医药现代远程教育，2012，10（22）：135-136.

方18 体表慢性溃疡——湿润烧伤膏

【药物组成】 黄芩、黄柏、黄连、地龙、罂粟壳、植物油、蜂蜡等。

【使用方法】 清创后创面均匀涂抹湿润烧伤膏，厚约2mm，并外敷湿润烧伤膏药纱包扎治疗，每日换药2次。

【适应证】 慢性皮肤溃疡。

【禁忌证】 对上述药物及芝麻过敏者忌用。

【经验体会】 慢性皮肤溃疡是一种难治性疾病，常常由多种因素引起，好发于患有糖尿病、瘫痪等慢性消耗性疾病的体弱患者。湿润烧伤膏利用湿润疗法将创面保持在正常生理性湿润环境中，通过药物促使坏死组织液化、排出，保护残留上皮组织及皮肤干细胞，原位修复创面。局部血液循环障碍和创面感染是慢性皮肤溃疡久治不愈的重要原因。湿润烧伤膏的有效成分能改善局部微循环，增强局部代谢，减轻创面缺血、缺氧及创周水肿，其中β-谷甾醇、黄芩苷、小檗碱等成分均具有良好的抗菌作用，有效地预防了创面感染的加重及二重感染。此外，该药还含有多种营养成分，可为新生组织细胞提供丰富的营养，改善溃疡的内环境，促使创面愈合。总之，湿润烧伤膏能有效加速慢性溃疡组织生长，缩短愈合时间，具有清热解毒、祛腐生肌的功效。

【良方来源】 肖宜敏. MEBO治疗慢性难愈性皮肤溃疡的临床疗效观察［J］. 中国烧伤创疡杂志，2015，27（6）：410-414.

方19 肛门尖锐湿疣——疣毒净霜

【药物组成】 鸦胆子、紫草、莪术、白及、细辛等。

【使用方法】 药物经浸泡、加热、取油相、过滤、浓缩、加入基质，分装成10g/支的霜剂。点涂疣体，以能遮盖疣体为宜，上药后暴露患处并限制活动20min，2～3h后清洗，早晚各用1次，连用4日，若疣体未完全脱落，可再用4日，此为1个疗程。

【适 应 证】 肛门尖锐湿疣，指发生于肛门及肛周皮肤黏膜交界处的疣状赘生物，属性传播疾病。

【禁 忌 证】 对上述药物过敏者及孕妇忌用。

【经验体会】 尖锐湿疣在中医学又称为"瘙疣"或"瘙瘊"，多为房事不洁或间接接触秽浊之品，湿热淫毒侵入外阴皮肤黏膜，在局部搏结而成疣。尖锐湿疣以局部病变为主，因此在治疗方面主要采用外治法。疣毒净霜具有腐蚀疣体、清热解毒、祛瘀散结的作用，临床治疗取得了较好疗效，部分患者单用疣毒净霜治疗尖锐湿疣可使疣体明显消退。方中鸦胆子有清热解毒、腐蚀赘疣的作用，《医学衷中参西录》言"捣烂醋调敷疗毒。善治疣"。现代药理研究发现其含生物碱、苷类、鸦胆子油，可使赘疣细胞核固缩，细胞坏死、脱落。莪术含挥发油，从中分离出的有效成分莪术醇、莪术双酮除具有抗癌作用以外，还可使宿主特异性免疫功能增强而获得免疫保护效应。紫草含紫草醌，有抗肿瘤作用。研究发现，中药疣毒净霜在体外能快速有效地破坏病毒 DNA，具有杀灭病毒的能力。

【良方来源】江光明，邱茗，吴元胜. 疣毒净霜对体外人乳头瘤病毒的影响［J］. 中医药通报，2008，7（3）：48-49.

第五节　薄贴法

薄贴法是把膏药外贴患处以治疗疾病的方法。本法借助膏药的黏附性，对患处形成显著封闭作用，可软化角质及促进药物透皮吸收，也能保护疮面避免外来刺激及固定患处，使之得到休息，并加快皲裂愈合。本法利用膏药使用前的加温软化之热量，可使患处得到较长时间热疗，因而可以改善局部血液循环，加速皮肤浸润及结节的吸收。

功效

软化角质，护肤愈裂，消肿软坚，促进吸收。

使用方法

将膏药稍加烘热微熔，并根据患处大小进行剪裁，然后趁热粘贴于皮损上。一般3~7日换药1次。

适应证

1. 局限性、孤立性、角化性皮肤病，如鸡眼、胼胝、跖疣等。

2. 慢性局限性、浸润肥厚性皮肤病，如扁平苔藓、皮肤淀粉样变性、慢性神经性皮炎等。

3. 疖肿（初起、已成、溃后）。

4. 皲裂性皮损，如手足皲裂等。

使用注意

1. 糜烂渗出皮损忌用。

2. 膏药要摊平，使密切接触皮损面。

3. 膏药大小要合适，勿使接触正常皮肤。

4. 贴膏药后，如果患处瘙痒，应取下看皮肤有无过敏反应，若轻度反应（局部略红）可在膏药上扎孔，以增加透气性；若有明显反应（潮红、丘疹、水疱等）则应停用。

技法要点

1. 膏药烘热时温度要适当，过热则易烫伤皮肤，过低则不易贴敷，一般可掌握在46～55℃。

2. 膏药之厚度及更换时间应灵活掌握。一般已溃的皮损宜用较薄的膏药且勤换（1～3日换1次），未溃的皮损宜用较厚的膏药且少换（5～7日换1次）。

3. 为增加膏药的厚度，可将两块膏药重叠在一起，烘热后外敷。

方1　疖肿、痈疽、丹毒等——如意金黄散

【药物组成】　天花粉（上白）5 000g，黄柏（色重者）、大黄、姜黄、白芷各2 500g，紫厚朴、陈皮、甘草、苍术、天南星各1 000g。

【适 应 证】　疖肿、痈疽、丹毒等。

【经验体会】　国医大师禤国维教授用如意金黄散治疗丹毒、臀痈、有头疽等效果好，方中天花粉、黄柏、大黄、甘草清热解毒、泻火消肿；姜黄、白芷活血、祛风、止疼；天南星、厚朴、陈皮、苍术行气、去湿、化痰。互相配合，有清热解毒、消肿止痛之功效。对急性、阳性、化脓性的皮肤外科疾患，特别是病变向周围组织扩展，引起周围组织广泛充血水肿、局部有红肿热痛之炎性症状者疗效较好。它能使阳性肿疡初起得以消散；化脓时则使其局限；溃破后以束其根盘，截其余毒；对新鲜的跌仆损伤，有较明显的消肿止痛作用。

【良方来源】　初见于明代医学家陈实功编著的《外科正宗》，后载于清代《医宗金鉴·外科心法要诀》中。

【临床疗效】　68例不同的病种通过外敷如意金黄散，配合中药内服，均于5～20天内，症消肿退，或溃口愈合而愈。其中以初起的效果最好，且治疗时间短。

方2　褥疮，痰核瘰疬以及久不消散的阴疽痞块——麝香回阳膏

【药物组成】　麝香、梅片、红花、儿茶、乳香、没药、全蝎、黄柏、白芷、血竭、独角莲、自然铜、黄连、黄芩等。

【使用方法】　使用时将膏药放入温开水中浸泡（切忌火烤，以免炭化）片时后取出，捏成薄片，贴在消毒患处，外敷药布。

【适 应 证】　褥疮、痰核瘰疬以及久不消散的阴疽痞块等。

【经验体会】　初期病变贴膏后不必换药或一两次换药即可痊愈，组织坏死期可根据疮面大小、渗出液多少隔日换药或每周换药一次。

【良方来源】

1. 市售成药，可见于北京中医医院. 赵炳南临床经验集［M］. 北京：人民卫生出版社，2006.

2. 张顺. 麝香回阳膏治愈褥疮［J］. 新中医，1990（2）：40.

【临床疗效】 有研究系统观察和记录31例褥疮患者，其中肺结核并发胸腰椎结核双下肢瘫痪13例，重症结核性脑膜炎并发昏迷5例，急性脊髓炎并发瘫痪2例，脑血管疾病致意外昏迷9例，一氧化碳中毒昏迷2例。除7例坏死组织达真皮下层和肌肉层，疮面形成溃疡，出现感染、高热者，选用敏感的抗生素外，在局部都采用麝香回阳膏外贴，均恢复到正常皮肤，不留瘢痕。

第六节　贴敷法

贴敷法是将药膏、药糊、糊膏等厚涂，然后用敷料加以固定覆盖的治疗方法。本法由于涂药较厚且用敷料固定，故对患处形成显著封闭作用，因而有利于药物的吸收。所用敷料又有固定及保护药物的作用。

功　效

促进吸收，固定药物。

操作方法

1. **皮损涂药法**　先将药物厚涂于皮损处，然后再把敷料覆盖在皮损上，胶布粘贴或纱布包扎，每日1次。此法适用于患处无明显分泌物时。

2. 敷料涂药法　先将药物厚涂于敷料，然后再覆盖于皮损上，胶布粘贴或纱布包扎，每日1次。此法适用于患处有分泌物时。

适应证

1. 感染性皮肤病，如痈、疖、丹毒等。
2. 结节性皮肤病，如结节性红斑、硬红斑等。
3. 慢性肥厚浸润增生性皮肤病，如神经性皮炎等。
4. 亚急性皮肤炎症，如亚急性湿疹外涂糊膏时。

使用注意

糜烂、渗出明显之皮损慎用。

技法要点

糊膏的敷贴应灵活运用上述两种操作方法。糊膏适用于亚急性皮损。当皮损偏于慢性，表现为丘疹、脱屑及轻度增厚时，可用皮损涂药法；当皮损偏于急性，表现为少量渗液时，若仍用皮损涂药法，则较硬的糊膏很难涂在皮损处，此时若用敷料涂药法则很方便。

方1　增生性皮肤病（慢性皮炎、银屑病、扁平苔藓等）——外用治疗方

【药物组成】

1. 黄金万红膏　紫草、黄连、黄芩、虎杖、生地榆、当归、冰片等各30g。

功效：清热解毒，消肿生肌。

主治：水、火、油烫伤，婴儿红臀、毛囊炎、皮肤皲裂、银屑病及各种亚急性皮炎、慢性皮炎等病。

2. 痤疮膏　黄芩、川黄连、生栀子、三棱、莪术、檀香、冰片等各30g。

功效：清热解毒，软坚化瘀。

主治：各型痤疮。

用法：取药膏少许，薄敷皮损之上，保留20～30min后清水洗净药膏，每日2次。根据临床辨证论治，以汤药内服配合药存疗效更佳。

3. 消核膏　贯众、海藻、甘草、夏枯草、赤芍各30g。

功效：软坚散结、破滞消核。

主治：皮肤结节、瘢痕疙瘩、淋巴结肿大、乳腺小叶增生等症。

4. 消肿膏　滇重楼、皂角刺、贯众、夏枯草各30g。

功效：消肿定痛，通络化瘀。

主治：皮肤肿痛、各型囊肿、挫伤血肿、气肿、痛风等症。

【使用方法】　用棉签、棉球或纱布等蘸取药膏少许，轻搽患处，薄涂局部。每日1～2次，为增强药效或延长局部用药时间，可采用局部用塑料薄膜覆盖（包封）的治法。

【适应证】　本法适应证广泛，可应用于急性、亚急性或慢性皮肤病。可用于增生性皮肤病（如慢性皮炎、银屑病、扁平苔藓）、皲裂性皮肤病等。

【使用注意】　急性炎症、皮肤破溃流滋、疮面糜烂处忌用本法。感冒时忌大面积涂擦。

【经验体会】　中药贴敷是指将新鲜中草药切碎、捣烂，或将中药研末加入适量的调和剂（如鸡蛋清、酒、水、蜜等），调成干湿适当的糊状，敷于患处或穴位的方法。具有舒筋活络、祛瘀生新、消肿止痛、清热解毒、拔毒等功效。

【技法要点】　避免将药物涂抹在正常皮肤上，防止产生刺激。

随时注意药物的反应，一旦发生过敏及时停药。

【良方来源】　欧阳晓勇．当代中医皮肤科临床家丛书：第二辑：刘复兴［M］．北京：中国医药科技出版社，2015．

方2　疮疡——外用治疗方

【药物组成】

1. 加味金黄散　南星1 000g、陈皮1 000g、苍术1 000g、姜黄2 500g、甘草100g、白芷2 500g、黄柏2 500g、花粉500g、川厚朴1 000g、大黄2 500g。

2. 消肿散　芙蓉叶粉1 000g、赤小豆粉1 000g、重楼1 000g。

3. 冲和散　紫荆皮粉500g、独活粉500g、石菖蒲粉150g、白芷粉300g、生川乌粉120g、生草乌粉120g。

【使用方法】　加味金黄散用时加水或植物油将药粉调开成糊状，外敷；消肿散用时加开水或蜜水将药物调成糊状，敷贴于患处，每日换药2次；冲和散用于半阴半阳证，用水、酒各半，调拌成糊状，每日换药2次，用于寒性肿疡用葱汁或醋，调拌成糊状，每日换药2次。

【适 应 证】　加味金黄散和消肿散用于一切阳证疮疡，具有红肿热痛等症者；冲和散用于凡疮疡阴阳不和、冷热相凝者，半阴半阳证候及寒性肿疡均可用。

【使用注意】　对上述药物过敏者禁用，过敏体质者慎用。

【经验体会】　贴敷疗法是中医外科临床常用的一种外治方法。局部敷药可直接发挥药物解毒疗疮、活血化瘀、消肿排脓、收口生肌等作用，具有取效快、简便易行等特点，适应证较广，可用于阳证疮疡、外伤浅层出血、毒蛇咬伤、急性化脓性感染疾病、皮肤病等。

【技法要点】 随时注意药物引起的反应，一旦发生过敏及时停药。

【良方来源】 黄宁. 当代中医皮肤科临床家丛书：第二辑：肖定远［M］. 北京：中国医药科技出版社，2015.

方3 体表溃疡——消炎油纱

【药物组成】 黄连、冰片等。

【使用方法】 常规方法清创后，根据溃疡面大小选用消炎油纱包扎，1次1贴，每日1次，7天为1个疗程。

【适 应 证】 体表溃疡。

【使用注意】 对此药物过敏者禁用。

【经验体会】 消炎油纱具有消炎解毒、祛腐生肌作用，能促进溃疡疮面的愈合，临床运用消炎油纱外治体表溃疡，可以改善局部血液循环，去除腐败脓血及感染源，促进组织代谢和修复，营养疮面。在治疗体表溃疡的同时，应积极治疗原发病。

【良方来源】 席建元，褚国维. 消炎油纱外治体表溃疡临床观察［J］. 辽宁中医杂志，2005，32（10）：1065.

方4 瘢痕疙瘩——疤痕软坚散

【药物组成】 山豆根、乌梅肉、马笼头、蜈蚣。

【使用方法】 共碾为极细末备用。根据皮损大小和数量多少，每次选择适量药粉，用老陈醋拌湿，再用蜂蜜调成软膏状敷在瘢痕处，外用黑布覆盖，胶布固定，2天换药1次。

【适 应 证】 具有活血解毒，软坚散结，收敛止痒作用。用于治疗瘢痕疙瘩及皮肤外伤性增生等病。

【使用注意】

1. 局部外伤、破损、糜烂者不宜使用。

2. 对蜈蚣等动物蛋白过敏者禁用，过敏体质者慎用。

【良方来源】 闫小宁，李争红. 当代中医皮肤科临床家丛书：第三辑：韩世荣［M］. 北京：中国医药科技出版社，2015.

方5 各种疣——鼠妇浆

【药物组成】 新鲜鼠妇（夏天随处可见，冬天不易找到）。

【使用方法】 根据患者身上疣体大小，数目多少，选用活鼠妇数只捣烂如泥，贮于瓷瓶待用，用时选择母疣（最早发生的或最大的瘊子），以胶布剪孔，保护正常皮肤，露出疣体，用刀将疣顶部刮至出血为止，立即将捣烂的鼠妇浆涂于其顶部，用胶布覆盖固定，2天换药1次，使用3次后疣体干枯脱落后告愈。

【适 应 证】 具有活血化瘀，解毒散结，消肿止痒作用，用于治疗各科皮肤疣病。尤其对皮损比较大的疣如寻常疣、跖疣等效果更好。

【使用注意】

1. 局部外伤、破损、糜烂者不宜使用本药。

2. 对本品过敏者禁用，过敏体质者慎用。

3. 对虫类畏惧者慎用。

【经验体会】 使用本方法曾治疗一患者，患者初疑能否有效，结果选择母疣试用2次，疣体干枯，继用1次脱落，其他部位小疣未治，约半月自行消失。2年后随访未再复发。治疗一大面积跖疣，用本方法治疗4次痊愈。

【良方来源】 闫小宁，李争红. 当代中医皮肤科临床家丛书：第三辑：韩世荣［M］. 北京：中国医药科技出版社，2015.

第七节　黑布药膏疗法

黑布药膏疗法是把黑布药膏外敷患处，以治疗疾病的一种方法，为赵炳南先生的独特疗法之一。本疗法主要借助老黑醋的软坚解毒和蜈蚣的破瘀攻毒作用，配合五倍子的收敛解毒及冰片的镇痛止痒解毒，而达到破瘀软坚、解毒、镇痛之功效。

【药物组成】 老黑醋2 500ml，五倍子860g，金头蜈蚣10条，蜂蜜180g，梅花冰片3g。

【使用方法】 砂锅盛黑醋，火上熬开30min，加入蜂蜜再熬至沸腾状，用铁筛将五倍子粉慢慢撒入，边撒边按同一方向搅拌，撒完后改用文火熬成膏状离火，再兑入金头蜈蚣粉和梅花冰片粉搅匀即成。做成的黑布药膏质量要求光亮、黑润，贮存在瓷罐或玻璃罐中备用（勿用金属器皿贮存）。

患处清洁后，将黑布药膏厚敷（2～3mm）于皮损处，然后用干净黑布或厚布覆盖，胶布粘贴或敷料包扎。每2～3天换药1次。

【适 应 证】

1. 慢性肥厚、增生性皮肤病，如瘢痕疙瘩、皮肤淀粉样变性、慢性皮炎、乳头状皮炎等。

2. 疖、痈、毛囊炎初期。

3. 真菌性皮肤病，如角化过度型手足癣等。

【使用注意】

1．黑布药膏须储存在瓷罐或玻璃罐内，涂药时亦不可用金属器械。

2．急性皮肤炎症忌用。

3．糜烂、渗出皮损忌用。

4．用药后应注意有无刺激或过敏反应，若发生刺激或过敏反应必须及时停药。

【经验体会】 关于本药的炮制，一定要按操作规程操作，储备时一定勿用金属器皿，使用时也不要用金属器械涂药，这一点是很重要的。另外在使用黑布药膏时往往由于患者求治心切，每日换药一两次，结果效果反而较差。而隔2~3天换药一次，药膏干硬后与皮肤粘连得更为紧密，使瘢痕出现成层的脱皮，通过不断脱皮，治疗效果就会好一些。所以用黑布药膏时最好是隔2~3天换药一次。

治疗化脓性皮肤病，往往与化毒散软膏各半调和外用，能促进其解毒、消炎的功效。

【技法要点】

1．涂药厚度视皮损肥厚程度而定，皮损越厚涂药越厚。

2．敷药时间视皮损肥厚程度及反应情况而定。若无不良反应，则皮损越厚敷药时间应越长，如慢性皮炎等可3天换药1次，瘢痕疙瘩可1周换药1次。

【良方来源】 北京中医医院．赵炳南临床经验集［M］．北京：人民卫生出版社，2006．

第八节　拔膏疗法

拔膏疗法是赵炳南先生的独特疗法之一，本疗法是将拔膏（包括黑色拔膏棍、脱色拔膏棍及稀释拔膏），温热后外贴皮损的一种治疗方法。拔膏是赵炳南先生在传统膏药的基础上结合皮外科临床特点逐步改进而成的，除具有破瘀软坚，拔毒消肿，杀虫止痒，通经止痛的功效外，还有如下特点。

1. 由于制成棍状或盒装，故可根据皮损的大小和形状，临症随意摊涂，并可有热滴、蘸烙等多种用法，因而使用灵活。

2. 由于拔膏可熔化后根据需要加入其他药物，因而针对性更强，可使疗效大大增加。

3. 由于拔膏有黑色及脱色等不同颜色，因此特别适合于皮肤科外用。例如，脱色拔膏棍用于面部等暴露部位就比传统黑膏药易于为患者接受。

【药物组成】

1. 群药类　鲜羊蹄根梗叶（土大黄）、大枫子、百部、皂角刺各60g，鲜凤仙花、羊踯躅花、透骨草、马钱子、苦杏仁、银杏、蜂房、苦参子各30g，穿山甲、川乌、草乌、全蝎、斑蝥各15g，金头蜈蚣15条。

2. 药面类　白及面30g，藤黄面、轻粉各15g，硇砂面9g。

【使用方法】

1. 制法　香油4 000ml、生桐油1 000ml倾入铁锅内，浸泡群药后，文火炸成深黄色，离火后过滤；再将药油置武火熬炼至滴水成珠（温度为240℃左右）然后下丹。

（1）黑色拔膏棍：每500g药油加樟丹300g，药面90g，松香60g。

（2）脱色拔膏棍：每500g药油加官粉420g，樟丹60g，药面60g，松香60g。

（3）稀释拔膏：每500g药油加樟丹30g，官粉210g，药面30g，松香60g。

2. 用法

（1）摊贴法：取略大于皮损的干净厚布1块，将已熔化的拔膏摊于布上，约1mm厚度，面积略小于皮损面，然后趁热粘贴于患处。

（2）滴药法：用胶布保护正常皮肤，将黑布拔膏棍一端在火上烧熔成滴，然后直接滴于皮肤面，至布满为止。

（3）蘸烙法：用胶布保护正常皮肤，将黑布拔膏棍加热软化，并捏至截面与皮损面相同，然后将截面在火上加热，随即快速用截面对准患处一烙即起。

（4）加药法：将拔膏放入小铁碗中，然后将此碗放入沸水中（水浴），待碗内拔膏完全融化，随即兑入遇热性质稳定的药物。若属遇热不稳定的药物则须待凉至半凝状态再兑入。

【适应证】

1. 皮肤浸润、肥厚、增生性病变类　如慢性湿疹皮炎、瘢痕疙瘩、盘状红斑狼疮、乳头状皮炎、穿掘性毛囊炎、局限性硬皮病、皮肤淀粉样变性等。

2. 皮肤角化性病变类　如胼胝、鸡眼、寻常疣、跖疣、老年疣、角化过度型手足癣、甲癣、皮角、掌跖角化病等。

3. 皮肤干燥皲裂性病变类　如手足皲裂等。

4. 皮肤湿热毒类　如多发性毛囊炎、疖肿、须疮、聚合性痤疮、鼻赘期酒渣鼻、结节性痒疹、掌跖脓疱病、带状疱疹后神经痛等。

5. 其他　斑秃、睑黄瘤、白癜风、黄褐斑等。

【使用注意】

1. 汞过敏者忌用。

2. 糜烂渗出皮损忌用。

【经验体会】 拔膏疗法具有改善局部血液循环，利于促进炎症吸收的作用，并可密闭皮损，软化角质层，使之剥脱，促进皮肤的代谢过程。

【技法要点】

1. 摊涂厚度约1mm，依皮损角化肥厚程度而定，皮损角化肥厚越明显，摊涂越厚。

2. 摊涂方法

（1）黑色拔膏棍直接在火上烤，待熔化欲滴时摊涂于厚布上。

（2）脱色拔膏棍须在热水中（80~90℃）浸软，待软化后迅速将水拭净，即刻用手捏成要求的大小与厚度，再摊于布上。

（3）稀释拔膏放在温暖处约5min，然后用竹板取药摊涂在布上。

【良方来源】 北京中医医院. 赵炳南临床经验集［M］. 北京：人民卫生出版社，2006.

第九节　白降丹划涂法

白降丹划涂法是用利刃轻轻划破人体的表皮，然后在划破的刀口处涂上适量的白降丹，以达治疗目的一种方法，是北京中医医院皮肤科特色疗法之一。本法通过局部化学腐蚀和持续性的物理刺激，可达到蚀腐坚皮，拔毒外出，调和气血，通畅血脉的作用。

【药物组成】　朱砂6g，雄黄6g，水银30g，硼砂15g，火硝45g，食盐45g，白矾45g，皂矾45g。

【使用方法】　先将朱砂、硼砂、雄黄研细，加入食盐、白矾、火硝、皂矾、水银研匀。用一个阳城罐置于炭穴中，徐徐将药粉加入罐中，化尽，用微火焙干，再用一个阳城罐合上，外加盐泥纸封固，炭火烧炼，刮下研细。

皮肤先用75%酒精常规消毒，然后用锋锐手术刀之刀刃向上轻轻划破表皮，每个划口的长度以0.5～1cm为宜，见有少量渗血，用无菌的细木棒先蘸蒸馏水或凉开水，再黏附少量的白降丹，然后将细木棒放平，把药涂在刀口上，无须覆盖。隔1～3天1次，6次为1个疗程。

【适应证】　神经性皮炎、慢性湿疹、扁平苔藓、局限性银屑病、疖肿（早期或脓成不溃者）以及鸡眼、疣赘、息肉等。

【使用注意】

1. 注意患者皮肤、划点器具及术者手指的消毒。

2. 眼、口、唇、鼻附近皮肤慎用。

3. 对汞过敏者忌用。

4. 向患者讲清可能有一定痛感，以消除其精神紧张。

【技法要点】

1. 治疗前可先观察患者对白降丹（配成软膏：白降丹20g，凡士林80g）的耐受情况（是否过敏等），观察2～3天，若无反应可施本法。

2. 划刺时手腕用力要匀，动作要轻、准、稳，以少量渗血为宜。

【良方来源】

1. 赵炳南，张志礼. 简明中医皮肤病学［M］. 北京：中国中

53

医药出版社，2014.

2. 邓丙戌. 皮肤病中医外治学［M］. 北京：科学技术文献出版社，2005.

第十节　倒模面膜法

倒模面膜法是集中医循经络穴位按摩、药物和理疗于一体，用以治疗部皮肤病和皮肤保健的一种外治法。本法通过选用不同药物进行按摩，以及利用定型粉冷却过程中的收缩、放热等物理作用，可加速皮肤血液循环，增强其渗透性，从而有利于药物的吸收。同时，去除面膜时，可将面部松脱的上皮细胞及皮脂、灰尘等一同清除。

功　效

活血散瘀，调理气血，促进吸收，清除脂垢。

操作方法

患者仰卧，用治疗巾包头，铺巾，再用0.1%新洁尔灭按皮纹方向做面部清洁。根据不同病情选择相应药物涂于面部，然后运用摩、揉、推、搓、按、叩、梳等手法进行面部按摩约20min，以面部潮红、肤温增高为度。继用油纱条对眼、眉、口做保护性遮盖，然后上面膜，以倒模粉（或医用熟石膏）250~350g，加42~46℃清洁水约200ml调成糊状，从额、鼻根部迅速向下颌部均匀摊成面具形，留出鼻孔。30min后揭膜，用热毛巾擦净面部，当晚不洗脸。每周1~2次，10次为1个疗程。

适应证

痤疮、黄褐斑、扁平疣、脂溢性皮炎等。

使用注意

1. 按摩应自上而下，因为皮肤纹理多自上而下。

2. 按摩应由内向外，以帮助皮肤绷紧，防止松弛起皱。

3. 易出现皱纹的部位及皮损部位应重点按摩。

4. 取膜时应从额部掀起，并用脱脂棉清洁面部。

5. 术毕当日勿洗脸，以利药物继续发挥作用。

6. 患者宜自然闭目、闭唇、精神放松。

技法要点

1. 按摩速度应适中，不宜太快或太慢，用力亦不可太重或太轻。一般对年轻人可稍用力，老年人则宜轻柔而和缓。

2. 按摩时2~5指并拢，要动作滑利，关节灵活，轻柔按压，边揉边按边移动，动作连续缠绵不断。

3. 眼、口部位使用圆形手法按摩，次数可增加，因这些部位表情活动多，较易起皱。

方1　面部疾病（痤疮、黄褐斑、扁平疣等）——中药面膜方

【药物组成】

1. 消炎霜　熟石膏粉加入适量黄连粉等。

2. 化斑霜　熟石膏粉加入适量白芷粉等。

3. 去疣霜　熟石膏粉加入适量土贝母、玄明粉等。

【使用方法】　各中药面膜方制法：药物共研粗末，用较厚草纸卷药末成纸卷备用。

患者平卧，治疗巾包头、铺巾，用0.9%氯化钠溶液清洁患者皮肤，加以紫外线负离子喷雾治疗10min，温度以38℃为宜。患者有黑头粉刺及脓头粉刺者，以经消毒的异物针轻轻挤压，将其排出体外。痤疮、玫瑰痤疮患者以消炎霜处理，黄褐斑、炎症后色素沉着症患者以化斑霜处理。扁平疣使用去疣霜适量，外涂于患处，然后以摩、推、按、揉、叩、搓、梳等手法进行面部按摩20min，并点压睛明、鱼腰、迎香、承浆、攒竹等穴位，完成后以油纱条对口、眼、眉毛部位进行保护性遮盖。再用熟石膏粉加入适量黄连粉、白芷粉、去疣粉（土贝母、玄明粉等）制成消炎、增白、去疣三种功效的面膜粉，每次取250g用40℃温水调成糊状，从前额鼻根处迅速向下颌均匀摊成面具状，30min后揭膜，用热毛巾擦面部，当晚不再洗脸。每周1次，5次1个疗程。

【适应证】 痤疮（有较多炎症性丘疹、丘疱疹、脓疱）、玫瑰痤疮，黄褐斑、炎症后色素沉着症等，扁平疣等。

【使用注意】 瘢痕体质忌用；面部皮肤敏感，面部皮炎，尤其是有毛细血管扩张或面部潮红者禁用。皮肤对温度的承受能力因人而异，治疗前告知患者如果感觉温度过高，请呼唤护士，护士应快速移除面膜，避免烫伤。

【经验体会】 中药石膏倒膜是一种将药物熏蒸、冷喷、外用等有机结合于一体，通过摩、按、揉、叩、搓、梳等手法达到疏通经络、调畅气血、消积散瘀、调和血脉目的的治疗方法。同时借助于石膏在凝固时发散的热量，可促进局部皮肤的血液循环，增加药物精华的渗透吸收，从而达到消除疾病、美容焕肤的目的。

【技法要点】

1. 按摩手法要轻柔，自然熟练，以患者感觉舒适为度，痤疮脓肿处避免直接按摩。

2. 石膏涂敷厚度，应控制在0.8~1cm，太厚或太薄都会影响疗效。

3. 石膏成形时可能与汗毛粘连在一起，揭除面膜时应动作轻柔，减少因牵拉造成的疼痛。

4. 倒模的频率为每周1次，勿过于频繁。

5. 石膏中均含有一定比例的沙石、黏土、矿物质，使用前应过细筛去除杂质。

【良方来源】 段行武. 当代中医皮肤科临床家丛书：第二辑：李秀敏［M］. 北京：中国医药科技出版社，2015.

方2　面部疾病（急慢性皮炎、脂溢性皮炎、黄褐斑、色素沉着斑等）——冷热倒模中药面膜方

【药物组成】

1. 冷倒模面膜以相应外用药物为底膜，结合冷倒模粉的清凉及冷喷剂的冷却效应，达到消炎、消肿、祛脂、止痒、杀菌等作用。

2. 热倒模面膜以相应外用药物或护肤品为底膜，利用热倒模及热喷剂的热效应，使毛囊和毛细血管扩张，促进皮脂腺分泌，改善皮肤微循环，使护肤品及药物得到很好的吸收。

【使用方法】 中药倒模面膜术具体操作方法如下。

1. 患者平卧，用毛巾将理顺的头发包裹好，以利操作。

2. 使用清洁剂或洗面奶清洁面部皮肤。

3. 使用按摩霜，利用其润滑作用，依需要进行按摩治疗。

4. 按摩手法

（1）双颊螺旋式按摩：四指指腹在双颊由内向外做螺旋形按摩。

（2）额肌弹拨：四指并拢，弹按上额部肌肉。

（3）鼻旁推抹：由鼻根两旁至鼻唇沟再转向两颊有节奏地推抹。

（4）额部外抹：双手拇指指腹由鼻根向上沿额至发际向两侧太阳穴外按摩。

（5）淡化鱼尾纹：用双手小鱼际轻贴眼外角皮肤，由内向外做弧形按摩。

（6）眼轮匝肌圆形揉摩：用中指、示指指腹沿眼眶周围分别做顺时针、逆时针方向环形揉摩。

（7）口轮匝肌圆形揉摩：一手托住下颌，另一手做口周围圆形揉摩，然后两手交替。

（8）下颌弹拨：双手指腹由下向上有节奏地弹拨下颌，如弹琴样。

（9）双颊部颤抖：双手小鱼际从下颌骨向上使双颊部颤抖。

（10）拍打双颊送气：双手手指并拢，掌心微凹，有节奏地轻轻拍打双颊。

（11）额部切叩：双手五指并拢，以尺侧有节奏地叩打额角。

（12）按摩穴位：颊车，双手示指点按；迎香，双手示指点按；攒竹，双手拇指点按；太阳，双手拇指点按。

上述12组手法，每组按摩30次左右，手法要求柔和、轻快、短时，时间约15min。

5. 用脱脂药棉将眼、眉、口及发际做保护性遮盖。

6. 取250～350g医用成型粉（煅石膏）加42～46℃的清水，调成糊状，迅速而均匀地倒于面部（鼻孔除外），然后盖以面罩。

7. 面部模型冷却后，掀起已凝固的面膜，脱模，清洁面部。

全部过程约需1h。

【适应证】

1. 冷倒模面膜主要适用于敏感性皮肤的护理以及急性皮炎、接触性皮炎、脂溢性皮炎、毛细血管扩张痣、酒渣鼻、激素依赖性皮炎、油性皮肤等的治疗。

2. 热倒模面膜主要适用于中性及干性皮肤的护理，慢性皮炎、色素沉着斑、黄褐斑、细皱纹等的治疗。

【使用注意】

1. 对冷刺激敏感者、局部血液循环障碍者禁用冷倒模面膜。干、中性皮肤者慎用。

2. 急性皮炎、毛细血管扩张症、高血压病患者等禁用热倒模面膜。

3. 禁止使用含类固醇皮质激素，有刺激性，易引起色素沉着，或有毒副作用的按摩乳剂。

4. 治疗中注意观察患者有无不适情况，如瘙痒、灼热、刺痛等，如有上述不适，应立即停止治疗，并予冷喷、硼酸湿敷等对症处理。

【经验体会】　中药倒模面膜术应用经络理论制订按摩手法，配以中药柿叶、田七、珍珠末等制成霜剂，可增白润肤、活血化瘀，再配合石膏，利用其发热、冷却、收敛等物理化学作用，进行倒模处理，全套连贯，具有疏经通络、活血化瘀，调理气血，调节血管舒缩功能，增加皮肤渗透性，促进药物吸收的功效，使色素黑斑得以消散、吸收，且副作用少，是目前较理想的治疗方法。黄褐斑因其发生原因复杂，须配合内服药物或与其他疗法相结合，单用倒模面膜术疗效不显著，有待进一步总结提高。

【技法要点】

1. 中药面膜治疗集按摩、药物、理疗于一体，三者缺一不可，而且每个方面都是重要环节，不可厚此薄彼，应全套连贯，井然有序。

2. 严格按照面部按摩的要求进行。

3. 石膏倒模时，应采用优质医用煅石膏，稀稠度要适中，操作时要迅速而均匀。

【良方来源】

1. 张明，赵晓广. 当代中医皮肤科临床家丛书：第三辑：刘巧〔M〕. 北京：中国医药科技出版社，2015.

2. 刘巧. 中药倒模面膜术治疗面部黑斑105例〔J〕. 北京中医，1990（3）：24-25.

方3 面部疾病（黄褐斑、黑变病、雀斑、脂溢性皮炎、痤疮等）——中药面膜方

【药物组成】

1. 润肤止痒面膜　藿香、香薷、茵陈、透骨草各等份。

功效：润肤止痒。

主治：脂溢性皮炎、激素依赖性皮炎、口周皮炎、化妆品皮炎等。

2. 黄金万红膏　紫草、黄连、黄芩、虎杖、生地榆、当归、冰片等各等份。

功效：清热解毒，消肿生肌。

主治：毛囊炎、皮肤皲裂、银屑病及各种亚急性皮炎、慢性皮炎等。

3. 痤疮膏　黄芩、川黄连、生栀子、三棱、莪术、檀香、冰片等各30g。

功效：清热解毒，软坚化瘀。

主治：各型痤疮、毛囊炎等。

4．醒肤保湿面膜　当归9g、甘草3g、白芷9g、蛋清1个、姜黄3g、蒸馏水适量。

功效：活血醒肤、润肤保湿。

5．保湿美白面膜　白芷粉1茶匙、白茯苓粉2茶匙、白及粉1茶匙，芦荟鲜汁、蜂蜜或牛奶适量。

6．美白遮瑕面膜　白附子、珍珠粉、白芷、密陀僧各适量，一起研磨成末，放入羊奶里面混合，须加热1h，待药末变成面膜膏状，放凉后敷于脸部。

功效：遮掩皮肤缺陷，美化面容，消除面部暗沉。

7．紧致肌肤面膜　将杏仁捣成泥，加入鸡蛋清里面，均匀搅拌，敷在面部。

功效：淡化黑斑，使肌肤紧绷，润肤除皱，让肌肤白皙。

8．莹润滋养面膜　杏仁粉、白果粉、珍珠粉、天门冬粉各等份，用牛奶均匀搅拌在一起，加入适量蜂蜜，敷于面上。

功效：保湿润肤，尤其适合春季的敏感皮肤。

9．芦荟祛斑美白面膜　取厚肉片的芦荟叶捣成汁，放入面粉和蜂蜜，搅拌均匀，敷在洁净的脸部。

功效：淡斑保湿。

【使用方法】　先清洁面部，根据病变部位范围大小，取适量药物，用温开水调成糊状，均匀涂于患部，1～2mm厚，上覆塑料薄膜，约30min后轻轻刮去，洗净面部即可。每两日1次，1个月为1个疗程，一般治疗2～3个疗程。

【适应证】　黄褐斑、黑变病、雀斑、脂溢性皮炎、激素依赖性皮炎、口周皮炎、化妆品皮炎、毛囊炎、痤疮、皮肤老化、皮肤干燥等。

【使用注意】

1. 颜面皮肤对面膜的药物成分过敏者忌用。

2. 皮肤有渗出倾向者禁用。

【经验体会】 中药面膜疗法，是在中医学理论指导下，根据体质特点辨证施治，用不同的中药配方，磨成极细的粉末，调成糊状，在面部进行敷贴治疗的特色疗法，有美白、祛斑、祛痘、祛皱、嫩肤等功效。

【技法要点】

1. 中药面膜次数一般1~2周1次，不需要天天敷，除非极个别治疗性中药祛痘面膜明确标示连续用药的要求。因为过度清洁面部，新长出的角质反而会导致皮肤保护功能下降，容易激惹。

2. 通常的敷面时间不宜过长，面膜盖住面部过长时间，会影响面部皮肤细胞的正常代谢功能，不利于皮肤的正常分泌物排出。而且，面膜一旦干燥，其中的营养成分扩散进皮肤的速度就会大大下降。干燥的面膜反而会吸收皮肤中的水分。揭除面膜的时间因种类不同而不尽相同，一般在15min左右。

3. 中药面膜不宜太"单薄"，优质的面膜，能够紧紧吸附、锁住最大剂量的营养成分。面膜较厚既保证营养成分不会"单薄"，又可在敷脸时，让肌肤温度有效上升，促进血液循环，使渗入的中药养分在组织间更好地扩散开来。温热效应还会使皮肤角质软化，毛孔扩张，让堆积在里面的污垢更好地排出。

4. 敷面前先洁净面部，最好用温水清洗面部，使毛孔打开，令深层皮脂和污垢易于排出，以保证在敷面过程中面膜营养成分能更多地被吸收。

【良方来源】 欧阳晓勇. 当代中医皮肤科临床家丛书：第二辑：刘复兴 [M]. 北京：中国医药科技出版社，2015.

第十一节 邮票贴敷法

邮票贴敷法是北京中医医院皮肤科用于治疗大疱、小疱及糜烂渗出性皮肤病的一种独特疗法。本法是因根据皮肤糜烂面的大小剪贴相应的药物水纱布条，就像贴邮票一样而命名。

功 效

燥湿收敛，护疮生皮。

操作方法

1. 首先清洁创面。如有脓疱融合而成的"脓湖"必须完全清除，并将创面用生理盐水棉球清洁，必要时应先取创面脓液做培养和药敏试验；如有痂皮可用植物油浸软后除去；一般糜烂面可用生理盐水棉球清洁。

2. 换药时用消毒剪子将浸透药液的水纱布条，根据创面的大小及形状剪成相应的纱布块贴敷在创面上，务必使其与创面贴紧，就像贴邮票一样。第二天换药时，若药液纱布干燥且仍贴紧于创面而无感染时，可在局部喷洒药液，而不应强行揭下纱布；若边缘有新生上皮，纱布翘起时，可用消毒剪子剪除，直至创面完全愈合；若药液纱布仍较湿润，则说明分泌物仍较多，应把纱布完全揭除，并重新贴敷新的纱布块；若药液纱布虽然表面干燥，但患处边缘红肿，压之患者有痛感，甚至纱布边缘有脓液溢出，则为有感染，应将纱布完全揭除，并重新贴敷新的纱布块。

3. 药液的配制

（1）双黄连液：在生理盐水 500ml 中加入 0.6mg 双黄连粉针剂 2 支配成。

（2）庆大霉素水纱条：在生理盐水 100ml 中加入 8 万 U 庆大霉素针

剂1支配成。

（3）0.1%雷夫诺尔液。

（4）如已做分泌物培养及药敏检查，则应根据其结果选用适当药物配成水纱布条。

使用注意

1. 必须注意无菌操作。

2. 外用药液要现用现配，避免反复使用，以免影响疗效。

技法要点

1. 必须仔细判断已经干燥的药液纱布下面有无感染。

2. 换药时动作要轻，对创面的痂皮等不要硬揭，以避免出血或加重感染。

方 带状疱疹——邮票贴敷法

【使用方法】 首先使用生理盐水清洁皮损处，皮损处若有疱液清的小水疱可用注射器将疱液抽出，大水疱、脓疱或血疱则须用无菌剪刀沿疱壁底部剪开，将疱壁完全清除干净，暴露出基底部的创面，用生理盐水棉球将脓液及血液清洁干净。取大小合适的相应膏药，用邮票大小的无菌纱布与敷贴将其固定于患处皮肤，应松紧适宜。贴敷每次保持6~8h，每日更换1次。膏药的种类根据患者辨证情况进行选择。

【适 应 证】 带状疱疹伴有局部皮损患者。

【使用注意】 对所用敷贴或膏药过敏者禁用；若患者出现灼痛、瘙痒等反应立即去除敷贴。再次换药时，若患处纱块干燥无感染，可不再更换纱布，边缘翘起的部分用剪刀剪除；若纱布下有脓液溢出或附着不牢，应将纱布取下，清洁局部皮损后，更换新的纱布。

【经验体会】 邮票敷贴法是按照患者皮损特征剪制纱布块，将膏药均匀涂抹在纱布块上，直接贴敷在创面的换药方法。邮票贴敷法在既往研究的基础上，通过清除疱内容物和疱壁，可减少局部刺激，消除皮损处肿胀，降低皮肤表皮张力，缓解不适感，促进皮损愈合。与传统覆盖方法比较，邮票纱条面积较小，顺应性更强，与皮肤贴合紧密不易脱落，可更好地保护创面，防止继发感染。且单层纱条可视性强，可直观地观察皮损愈合情况，采取最优处理方法，从而达到减轻疼痛、缩短结痂时间的效果。

【良方来源】

1. 朱梅，张玉珍，刘影. 中医辨证理念下应用邮票贴敷法对带状疱疹患者的效果［J］. 西藏医药，2022，43（4）：142-144.

2. 胡薇，赵静，李平，等. 邮票贴敷法针对带状疱疹的临床观察［J］. 中国临床医生杂志，2020，48（4）：495-497.

第十二节　喷雾疗法

喷雾疗法是用雾化器将中药雾化后，喷到皮损处，以达治疗目的一种方法。本法对皮损无机械刺激，用药均匀，特别适合用于娇嫩皮肤或急性皮损。

功　效

均匀用药，减少刺激。

操作方法

根据不同病证，选用不同药物制成适宜浓度的水剂。将水剂加入雾化器中，对准皮损进行喷雾治疗。每日或隔日1次。

适应证

黄褐斑、痤疮、急性皮炎等。

使用注意

1. 喷雾的面积不宜过大。

2. 应注意保护眼睛。

3. 要避免某些药物从鼻孔吸收。

技法要点

喷雾的距离、时间和用药量须根据不同病证灵活掌握。

方1　痤疮——复方丹参注射液喷雾疗法

【药物组成】　复方丹参注射液。

【使用方法】　采用紫外负离子喷雾皮肤综合治疗仪。取复方丹参注射液10支（每支含丹参、降香各2g），加蒸馏水至1 000ml充分混合后注入烧杯至标准线。开启电源，并开启喷雾开关进行预热（约需10min）。喷雾发生后开启负离子发生开关。患者取仰卧位，调整喷雾头高度与角度，以患者自觉喷雾温度适宜为宜，1次/d，10min/次。20天为1个疗程，1个疗程后观察疗效。

【适 应 证】　痤疮。

【经验体会】　复方丹参注射液喷雾疗法治疗痤疮，不仅具有抗菌消炎、活血化瘀、抗雄性激素和温和的雌激素活性作用，还具有美容护肤、延缓皮肤衰老的功效，为治疗痤疮的理想方法。如能配合口服以及外用药物，可望取得更好的疗效。

【良方来源】　郭青海. 喷雾疗法治疗痤疮109例疗效观察［J］. 河北中医，2006，28（1）：35.

【临床疗效】　109例痤疮患者，痊愈44例，显效52例，好转8例，无效5例。总有效率95.41%。

方2　面部皮炎——皮肤康洗液喷雾疗法

【药物组成】　金银花、蒲公英、马齿苋、大黄、赤芍、蛇床子、土茯苓等。

【使用方法】　取皮肤康洗液稀释30倍加入智能型中药熏蒸机器中进行敞开式喷雾治疗，15min/次，温度控制在32～38℃。治疗总疗程为3天。

【适　应　证】　面部皮炎。

【经验体会】　本病皮损局限于面部，中药外治可直达病灶，外用药皮肤康洗液方中金银花为君药，有清热解毒、凉散风热的功效；蒲公英清热解毒、消肿散结，马齿苋清热解毒、凉血止血，大黄清湿热、泻火凉血、祛瘀解毒，三药共为臣药，与金银花配伍加强解毒消肿作用；土茯苓解毒除湿，赤芍清热凉血，蛇床子燥湿祛风、杀虫止痒，三药共为佐使。全方有清热解毒，凉血除湿、祛风止痒功效，切合面部皮炎的中医病机。

【良方来源】　李婷，胡阳，王海瑞，等. 中药喷雾联合咪唑斯汀和保湿剂治疗面部皮炎近期疗效观察［J］. 中国中西医结合皮肤性病学杂志，2022，21（2）：137-140.

【临床疗效】 61例面部皮炎病例，治疗组和对照组有效率分别为70.97%和40.00%，治疗组高于对照组。

方3 过敏性紫癜——中药低温喷雾疗法

【药物组成】 红花3g，莪术3g，三棱3g。

【使用方法】 药用红花，莪术，三棱，用煎药机煎药，过滤取汁300ml备用。将煎好的中药汁倒入喷雾器的雾化罐，接通电源，打开开关，每个部位喷雾10min（从有水雾出现开始计时），2次/d。两组连续治疗10天。

【适 应 证】 过敏性紫癜。

【经验体会】 红花活血通经、祛瘀止痛；莪术、三棱行气破血、消积止痛。将中药药液通过喷雾治疗局部瘀斑、瘀点，能迅速使皮损颜色变浅、变淡。现代医学认为，采用喷雾方式治疗，药液通过喷雾器以离子状态渗透皮肤，进入体内，改善血液循环，有利于药物吸收，增强药效。同时低温可以调节血管运动神经的功能，收缩皮肤毛细血管，使充血减少，渗出减少，新陈代谢减低，使皮肤的敏感性降低，促进疾病恢复。

【良方来源】 王津，王祝珺．中药低温喷雾疗法治疗过敏性紫癜的临床应用及护理［J］．中国中医急症，2014，23（3）：555-556．

【临床疗效】 168例过敏性紫癜患者，观察组总有效率显著高于对照组，瘀斑完全消退时间亦明显短于对照组。

第十三节　药浴疗法

药浴疗法是在浴水中加入适当药物后洗浴，用以治疗疾病的方法，主要可分为淋浴法、浸浴法和擦浴法。

本法通过洗浴可使药物广泛作用于全身体表，故适用于全身发疹性或全身瘙痒性皮肤病。药浴可清洁皮肤（如痂屑、旧药及分泌物等），因而可加强新药的吸收，减少细菌感染及对皮损的各种不良刺激。药浴的温热作用可镇静、止痒、安抚，并可使周身腠理疏通，气血调和、促进浸润吸收。另外，浴液中加入适当药物还可起到相应的治疗作用。

功　效

疏通腠理，调和气血，祛秽解毒，安抚止痒。

操作方法

1．淋浴法　将配制好的适当溶液，通过淋浴器连续在患者身体上方喷洒而下，并随即排走。每日或隔日1次，每次10～15min。

2．浸浴法　将配制好的适当溶液注入浴盆中，患者全身浸入其中泡洗，每日或隔日1次，每次15～20min。

3．擦浴法　将配制好的适当溶液放入大盆中（浴盆更好），患者用软毛巾等蘸取药液，全身上下擦洗。每日或隔日1次，每次10～20min。

适应证

1. 全身慢性瘙痒性皮肤病，主要用浸浴法和擦浴法。如皮肤瘙痒症、泛发性神经性皮炎、异位性皮炎等。

2. 全身肥厚浸润性皮肤病，主要用浸浴法。如全身性硬皮病、皮肤硬肿病、银屑病静止期等。

3．全身表皮感染性皮肤病，主要用淋浴法。如天疱疮及类天疱疮继发感染等。

使用注意

1．洗浴时应用软毛巾或软布，禁用刷子等强力搓擦。

2．除清洁浴外，一般不应使用肥皂。

3．急性皮肤病潮红、水肿、糜烂者忌用。

4．药浴后，一般不宜再用清水冲洗，否则将减少药物的作用。

5．药浴后要注意着衣，避免感冒。

6．严重心血管疾病患者，严重肺脏疾病患者忌用。

7．年老体弱者慎用。

8．空腹患者忌用，以防引起虚脱。

9．注意浴室温度，以患者舒适为度。

10．浴水中所加药物浓度不可过高，应防止吸收中毒。

技法要点

1．浴液温度可根据治疗需要及患者耐受度灵活掌握，一般温水浴30～37℃，热水浴38～45℃。

2．体质虚弱者进行热水浴时，头部应给予冷敷。

3．药浴时间可根据治疗需要及患者耐受度灵活掌握。一般为30min，短者可10min，最长不要超过1h。

4．为预防感冒，浴室的室温以22～24℃为宜。

方1　寻常型银屑病——苦参汤药浴疗法

【药物组成】　苦参、野菊花各60g，白芷20g，黄柏、金银花、地肤子、蛇床子各15g，石菖蒲9g。

【使用方法】 将苦参汤方药加清水1 500ml，煎煮30min后滤出药液，再次以同样方法煎煮取汁，并将两次药液混合。将煎煮好的药液加入装有适量温水（30～40℃）的浴缸中，水量以漫过患者肩颈部为度，头部病变者则以浸泡过药液的毛巾进行外敷，女性患者应避开月经期，1剂/d，30min/次，1次/d，共治疗2周。

【适 应 证】 寻常型银屑病。

【经验体会】 方中君药苦参清热燥湿而止痒；臣药黄柏、野菊花、金银花清热燥湿解毒，尤善治疗各类疔疮痈肿；地肤子清热祛风止痒，能驱除长期瘀滞于体内的风、湿、燥邪，帮助君药加强其清热燥湿止痒之功；佐以蛇床子祛风燥湿；石菖蒲宣气逐痰，杀虫解毒。配合药浴使用，能借助热能，将药性经肌肤皮毛经络散布于全身，由表入里，内达脏腑，加强机体免疫力及修复能力以治本；同时，药浴的热能又可祛风散寒、活血化瘀、疏通经络，燥湿润肤，增强皮肤新陈代谢，改善皮损、瘙痒等症状而治标，中药药浴发挥标本兼治之效。

【良方来源】 姜红伶，陈曦，段行武. 苦参汤药浴联合黑光治疗寻常型银屑病的疗效研究［J］. 河北医学，2023，29（2）：270-275.

【临床疗效】 102例寻常型银屑病病例，观察组临床总有效率（98.53%）高于对照组（88.24%）。

方2　儿童玫瑰糠疹——中药药浴疗法

【药物组成】 当归、白鲜皮、金银花、苦参、地肤子、紫草、生地、赤芍、生槐花和甘草各30g。

【使用方法】 上方各药用纱布包裹后先浸泡30min，然后用小火煎煮30min，取中药药液5 000ml，倒入木制浴盆中，加10倍的温水，水温38～40℃，要求患者全身浸浴20min，然后照射窄谱UVB。治疗2周。

【适 应 证】 儿童玫瑰糠疹。

【经验体会】 中药药浴可以通过软化角质层，促进药物的透皮吸收，还可以升高皮肤温度，促进毛细血管扩张及血液循环。因药物不经胃肠破坏，直接作用于皮肤，故疗效快，舒适性好，不会增加肝脏负担。中医称玫瑰糠疹为"风热疮"，风盛血热证者主要是由于血热内蕴，风热外袭，风邪血热凝滞，闭塞腠理，致营血失和，热邪化燥伤津，肌肤失养引起。方中白鲜皮、苦参、地肤子有清热燥湿、祛风止痒之功效，金银花和紫草有清热解毒作用，生地、赤芍、生槐花可以清热凉血、养阴生津，各药擅其能，而共成一方，达到清热，解毒，疏风，凉血，活血，止痒之功效。

【良方来源】 陈文慧，霍爱鑫，刘乐，等．中药药浴联合NB-UVB治疗儿童玫瑰糠疹的临床研究［J］．中国中西医结合皮肤性病学杂志，2021，20（5）：446-449．

【临床疗效】 56例儿童玫瑰糠疹病例，治疗2周后，治疗组疗效显著优于对照组。

方3 皮炎湿疹类皮肤病——中药药浴方

【药物组成】

1. 急性期 马齿苋30g，金银花30g，黄柏30g，苦参20g，艾叶20g。

2. 慢性期 丹参50g，百合50g，金银花50g，地肤子50g，甘草50g。

【使用方法】 取上述中草药1剂，加水2 000ml浸泡20h，煮沸后文火煎20min，得药液约1 000ml，加入木制浴盆中，加水约100L，调水温至38～42℃。患者裸身入浴液中浸泡，每次浸泡20min，1次/d，连续泡浴15天。

【适 应 证】 皮炎湿疹类皮肤病。

【经验体会】 急性期方中马齿苋清热解毒，凉血止血，外用可治疗痈肿疔疮、丹毒、湿疹等。《本草备要》曰："散血解毒，祛风杀虫，治诸淋疳痢，血癖恶疮，小儿丹毒。"金银花被誉为"外科要宝""疮科要药"，清热解毒之力强。另取黄柏、苦参苦寒之性以清热燥湿止痒。艾叶外用祛湿止痒，现代药理研究表明艾叶提取物具有调节免疫、抗过敏等作用。慢性期方中丹参活血化瘀，祛瘀生新，百合养阴润肺，以濡养肌肤，金银花、地肤子清热祛湿止痒，甘草调和诸药。

【良方来源】 罗赛君，杨志波. 杨志波教授治疗湿疹的中医外治经验〔J〕. 云南中医中药杂志，2021，42（2）：5-7.

第十四节　中药蒸汽疗法

中药蒸汽疗法是通过药液加热蒸发产生的含有药物的蒸汽对皮肤病进行治疗的一种方法。此法既有药汽直接渗透皮肤腠理产生的作用，又有药汽通过口鼻吸入而产生的作用。

功　效

祛风止痒、温通经络、软坚散结。

操作方法

患者在蒸汽浴室中，裸露，控制室温从30℃渐升至45℃，一般治疗时间15～30min，蒸后，安静卧床休息，不需要冲洗，每日或隔日1次。

适应证

皮肤瘙痒症、荨麻疹、花斑癣、硬皮病、泛发性神经性皮炎等。

使用注意

1. 有高血压病、心脏功能不全、严重的肺心病、恶性肿瘤、癫痫者不宜应用此法。

2. 皮肤的急性炎症不宜用此法。

技法要点

1. 根据不同的病证，采用不同的方剂，用水煮沸使产生大量含有药物的蒸汽。

2. 蒸汽浴室要设观察窗口，随时观察患者情况，如有异常变化，应及时停止治疗并作相应的处理。

方1 慢性荨麻疹——中药荨麻疹熏蒸方

【药物组成】 黄芪30g，白术、白芍、防风、五味子、蛇床子、地肤子、苍术、苦参、透骨草各15g，干姜、桂枝各10g。

【使用方法】 将以上药物置于锅内分次加水煎煮，共用水10L，将药液倒于浴盆中，放置于密闭空间，患者进入熏蒸，待温度适宜后擦洗全身，1次/d，7天为1个疗程，连续治疗4个疗程。

【适 应 证】 慢性荨麻疹。表现为皮肤和黏膜部的风团，病程大于或等于6周者为慢性荨麻疹。

【经验体会】 中药汽浴以中药的汽态作用于患者周身，通过人体皮肤的吸收，可避免药物对消化系统的刺激，减轻肝、肾负担，从而提高了药物利用度。中药汽浴将药疗与理疗融为一体，药汽的温热效应，引起血管扩张，汗腺开放，促进血液循环和新陈代谢，让体内"邪毒"随汗排出体外，有利于扶正固本。药汽由下至上循行的同时，渗透穴位，疏通经络（所谓"通则不痛，痛则不通"），有效调节机体的阴阳平衡，达到治病强身的功效。

【良方来源】 刘凤年，何瑞洪. 中药熏蒸联合氯雷他定对慢性荨麻疹作用探讨［J］. 皮肤病与性病，2019，41（2）：245-247.

【临床疗效】 64例慢性荨麻疹患者，治疗组有效率（96.88%）高于对照组有效率（81.25%）。

方2 血热型银屑病——熏蒸1号方

【药物组成】 熏蒸1号方（生侧柏叶30g、白鲜皮30g、黄柏30g、马齿苋30g等）。

【使用方法】 上方水煎200ml备用。将中药熏蒸治疗仪开机预热后，加入熏蒸1号中药200ml，将治疗仪调整为直立状态，打开舱门，协助患者进入治疗舱，头颈部露出舱外，关闭舱门，按下启动键开始治疗，治疗时间为20min/次，温度37～40℃，餐后1～3h进行，隔日一次。治疗结束用毛巾轻吸身上多余水汽。

【适 应 证】 血热型银屑病。

【经验体会】 熏蒸首先产生温热作用，在中药蒸汽的温热刺激作用下，皮肤温度会升高，可以改善局部的血液及淋巴液循环，促进炎症的吸收消退，同时可使体内"邪毒"随汗而解；

其次产生透皮吸收作用，蒸汽直接接触皮损，可以使中药有效成分直接发挥作用，同时通过皮肤表层吸收渗透以及真皮层运转，药物进入血液循环而发挥药效；最后产生软化清除作用，促进鳞屑清除，调节上皮细胞异常角化，同时还可以加快细胞功能恢复。

【良方来源】 王倩，蔡念宁，周冬梅，等. 中药熏蒸疗法治疗血热型银屑病疗效评价［J］. 中国麻风皮肤病杂志，2018，34（2）：112-113.

【临床疗效】 研究采用中药联合熏蒸疗法治疗血热型银屑病，经4周治疗，治疗组有效率（72.7%）高于对照组（59.0%）。

方3 银屑病——中药汽疗方

【药物组成】 蛇床子15g、生地20g、大黄15g、当归15g、苦参12g、蒲公英15g、白鲜皮30g、黄柏15g等。

【使用方法】 将上述药物倒入专用药锅中加水适量，煎煮30min后产生中药蒸汽，当舱内温度达37℃时，请患者淋浴，更换专用治疗服，头部暴露于舱外，调节体位于舒适的半卧位，舱内温度及治疗时间根据患者体质及对热的耐受性而自行调节，一般温度在39～42℃，时间20min，隔日1次，10次为1个疗程，共8周。治疗完毕嘱患者擦干身体，室内休息10min以免着凉。治疗过程中特别注意控制温度，避免大汗淋漓，熏蒸过程中随时询问患者情况，观察其面色及出汗情况，如有头晕、胸闷等不适，应降温或停止治疗。

【适应证】 银屑病。

【经验体会】 中药汽疗治疗银屑病在给药途径上有以下优势：与水疗相比，中药挥发油等成分不易丢失，提高了疗效；使血管扩张，血流增加，促进炎症的消退和吸收；有镇静、止痒止痛、帮助睡眠、消除疲劳等作用，有利于银屑病的治疗；促进新陈代谢及有害物质的排泄。有研究认为银屑病患者体内可能存在一种有害的中分子物质，血液透析可去除这些物质使银屑病改善。

【良方来源】 刘晓红，赵荻，宋来涛，等. 中药汽疗联合阿维A和复方甘草酸苷治疗寻常性银屑病的疗效观察［J］. 中国皮肤性病学杂志，2012，26（11）：1035-1036.

方4　玫瑰糠疹——中药熏蒸方

【药物组成】 大青叶30g，槐花30g，侧柏叶15g，板蓝根30g，白鲜皮30g，苦参15g，地肤子15g，薏苡仁30g。

【使用方法】 将已经熬好的中药药液放入熏蒸仪的药仓中，加热后产生中药蒸汽，由专用管道输送到熏蒸仪的治疗舱中，当舱内温度达到38℃时，患者进入治疗舱进行熏蒸，温度控制在39～42℃。熏蒸时必须出汗，每次熏蒸时间为20min，隔日1次，6次为1个疗程。

【适 应 证】 玫瑰糠疹。

【经验体会】 本病多因血热内蕴，复感风邪，内外合邪，热毒凝结，郁于肌肤，闭塞腠理而发病，或汗出当风，汗衣湿渍肌肤所致，治疗宜从清热凉血、散风止痒着手，选用大青叶、槐花、板蓝根、侧柏叶以清热凉血消斑，白鲜皮、苦参、地肤子、薏苡仁以燥湿止痒，然此证风热内蕴，腠理闭塞，毛窍紧闭，药物难以内达，病邪难以外出，疗效受损，而熏蒸疗法使皮肤毛孔开放，腠理复苏，使药物能内达，内邪能外出，风热得除，阴血得复，则此病可愈。

【良方来源】 柳研，柴盼盼. 窄谱中波紫外线照射联合中药熏蒸及丹皮酚软膏治疗玫瑰糠疹［J］. 西南军医，2016，18（5）：418-420.

第十五节　中药熏药疗法

中药熏药疗法是使熏药（多用药卷，也可用药粉、药饼、药丸等）缓慢地进行不全燃烧，利用其所产生的烟雾熏治皮损的方法。本法的温热作用可疏通气血，温经回阳，药烟的烟油可杀虫止痒，润肤软坚。

【药物组成】

1. 癣症熏药方　苍术、黄柏、苦参、防风各9g，大枫子、白鲜皮各30g，松香、鹤虱草各12g，五倍子15g。

2. 子油熏药方　大枫子、地肤子、蓖麻子、蛇床子、祁艾各30g，苏子、苦杏仁各15g，银杏、苦参子各12g。

3. 回阳熏药　肉桂、炮姜、人参芦、川芎、当归各9g，白芥子、祁艾各30g，白蔹、黄芪各15g。

【使用方法】

1. 各熏药方制法　共研粗末，用较厚草纸卷药末成纸卷备用。

2. 熏药卷法　将药卷一端点燃，用其所产生的药烟对准皮损面，距离一般以患者感觉温热而舒服为度（约15cm）。15～30min/次，1次/d。熏毕，须用干砖头将燃端压灭。

3. 其他熏药法　用小钵装炭火，将药饼、药丸或药粉等置于其上，待产烟后，对准皮损部位熏之。15～30min/次，1次/d。

【适应证】

1. 慢性肥厚浸润性皮肤病，如慢性皮炎、皮肤淀粉样变性、结节性痒疹、银屑病静止期等。

2. 瘙痒性皮肤病，如皮肤瘙痒症等。

3. 顽固性瘘管、顽固性溃疡等。

【使用注意】

1. 急性炎症性皮肤病忌用。

2. 严重高血压、孕妇和体质虚弱者禁用。

3. 熏药后，必须将熏药熄灭，以防引起火灾。

【技法要点】

1. 为使药烟充分作用于患处，可用铁漏斗或厚纸筒把熏药罩住，使烟从漏斗或纸筒口冒出，并直接对准患处。

2. 皮损粗糙肥厚，熏药距离应近，这样可增加疗效，但亦应避免发生烫伤，其方法是随时观察患者反应，以患处感觉温热且舒适为度，不能有疼痛感。一般不应超过70℃，以免引起烧伤。

3. 熏完后，皮损表面多有一层烟油，不要将其擦掉，这些烟油保持越久，作用越好。

【良方来源】 北京中医医院. 赵炳南临床经验集［M］. 北京：人民卫生出版社，2006.

第二章
手法或器械为主的特色疗法

第一节 划痕疗法

划痕疗法是用手术刀片在病变部位划破表皮，使局部气血流通，毒血宣泄，达到活血祛瘀、解毒止痒作用的一种外治法。

功　效

活血祛瘀，宣泄毒血，解毒止痒。

操作方法

先按常规消毒患处，必要时局部麻醉，然后，用手术刀片尖端部轻划，自上而下，由左至右，见稍渗血为度，视病变大小决定划痕次数，拭干血迹后，外敷枯矾粉等，消毒纱块覆盖，胶布固定，每5~7日1次，7~10次为1个疗程。拭干血迹后，也可外贴伤湿止痛膏。

适应证

酒渣鼻、神经性皮炎、皮肤淀粉样变性、慢性湿疹等。

使用注意

1. 注意严格遵守无菌操作原则。
2. 瘢痕体质者不宜用。

技法要点

1. 划的动作要轻巧，以稍见渗血为度。

2. 视病变大小决定划痕次数。

方1 颜面痤疮——耳穴划痕配合敷药治疗

【取穴方法】 取耳穴，以内分泌、神门、三焦、肺、皮质下、肾为主穴，根据辨证分型及痤疮生长部位可加胃、脾、肝、面颊、额等，每次选1~2个作为配穴，以上穴位均选双侧。

【使用方法】 药物：冰片、硼砂、珍珠、朱砂等研成细末制成散剂以做外用。耳穴区域常规消毒，用15号无菌刀片在选取的穴位上划2mm的切口，深浅以划破表皮为度，用消毒棉球蘸取药物敷于划痕的穴位上用胶布固定，24h后取下敷料。5日治疗1次，5次为1个疗程。

【适 应 证】 痤疮。

【经验体会】 耳与经络的联系是相当密切的，手、足三阳经都联系耳部，阴经则通过经别合于阳经与耳部相通。耳穴之肺、三焦、神门、肾可清肺胃湿热、解毒凉血、养阴；皮质下、内分泌则可调节皮脂分泌。方药中冰片、硼砂、朱砂、珍珠有清肺热痰火、解毒散结生肌之效。

【良方来源】 肖平. 耳穴划痕配合敷药治疗颜面痤疮30例[J]. 中华现代皮肤科学杂志，2004，1（1）：63-64.

【临床疗效】 30例患者中治愈21例（70%），显效6例（20%），好转2例（6.7%），无效1例（3.3%），总有效率为96.7%。

方2 银屑病——耳穴划痕治疗

【取穴方法】 耳穴：双侧耳屏尖穴、肺点穴、内分泌穴等。

【使用方法】 用碘酊和酒精棉球常规消毒双侧耳屏尖穴、肺点穴、内分泌穴等，用磁疗片进行划痕，深度以不出血为宜。屏尖穴为小弧形划痕，其余穴位为直线划痕，划痕长度不宜超过3mm。如划痕出血立即用干棉球擦净血迹，常规消毒伤口。每隔10日重复治疗1次，共治疗10～20次。

【适 应 证】 银屑病。

【经验体会】 磁疗片划痕刺激疗法治疗银屑病是根据人体脏腑、皮肤患病时在耳穴上出现相应阳性反应部位而采取的治疗。划痕刺激耳郭耳穴以达到开窍、化瘀、行气、活血、止痒、脱屑等目的。

【良方来源】 周书岭，朱秀华. 耳穴划痕治疗银屑病52例体会［J］. 山东医药，2003，43（4）：77.

【临床疗效】 52例患者中治愈32例（61.5%），好转19例（36.5%），无效1例（2.0%），总有效率98%。

方3 银屑病——穴位划痕法

【取穴方法】 双耳支点穴：阳溪（双）、大椎、解溪（双）。

【药物制备】 复方川椒散：黑胡椒85g，穿山甲10g，冰片5g，共研细末，过80～120目筛后瓶装备用。

【使用方法】 先用75%酒精常规对穴位处皮肤消毒，再用手术刀或三棱针在穴位上划"一"字形或"十"字形痕迹（划痕长3~5mm，以微见出血为度，不宜过深，防止感染），然后撒少许药粉（复方川椒散），用胶布贴敷固定，并用指端揉压穴位片刻，以增强局部刺激，每周治疗1次，10次为1个疗程。

【适 应 证】 银屑病。

【经验体会】 本法可增强穴位的刺激反应，起到引经活血通络、疏通经脉、搜风驱邪之功，从而使气血条达，肌肤得以滋养。从现代医学角度考虑，本疗法可能与调节大脑皮层功能，改善微循环和免疫系统功能的障碍，从而提高机体抗病能力有关。本疗法独特，临床实可用之。

【良方来源】 王效平．复方川椒散穴位划痕法治疗银屑病疗效观察 [J]．中医杂志，1984（12）：17.

【临床疗效】 共治疗89例患者，近期治愈61例（68.5%），好转24例（27%），无效4例（4.5%），有效率达95.5%。

方4 带状疱疹——划痕针刺法

【取穴方法】 带状疱疹皮损边缘1~2cm处。

【使用方法】 取坐位或健侧卧位，充分暴露皮损处。距带状疱疹皮损边缘1~2cm处，常规消毒皮肤后，沿皮损周边划痕，先近（神经根处）后远（皮损处）、先上后下依次划痕。轻痛者划痕以微红即可，剧痛者划痕以出血为度。然后右手持针，沿划痕进行针刺，本着先轻后重、先近后远、先外后里的原则，单手直刺，进针要快，用提插补泻法，进针深度为0.2~0.3寸，针距为0.3~0.6寸，大面积及痛甚者可重复针刺1次，给予强刺激。

【适 应 证】 带状疱疹。

【经验体会】 划痕针刺法能降低病损神经的异常兴奋性，提高机体的疼痛阈值，使体内致痛物质分泌减少，减轻体内致痛物质对神经末梢的刺激，不但具有止痛、解痉、镇静作用，而且能提高机体免疫力。

【良方来源】 王景凤，王倩. 划痕针刺法治疗带状疱疹215例[J]. 人民军医，2006，49（3）：163-164.

【临床疗效】 215例患者中痊愈149例（69.3%），显效66例（30.7%），总有效率100%。

方5 扁平疣——皮损划痕结合中药湿敷

【药物制备】 板蓝根30g，紫草15g，香附15g，桃仁9g，白鲜皮20g，明矾30g，经煎煮、过滤、浓缩制成500ml药液备用。

【使用方法】 患处用75%酒精消毒，用消毒不锈钢针头在疣体上轻轻划痕，以不出血为度，然后将10%浓度药液用清洁纱布湿敷皮损，每次15～20min，每日1次。

【适 应 证】 扁平疣。

【经验体会】 方中板蓝根清热解毒散结，紫草、桃仁凉血去瘀透毒，明矾、白鲜皮解毒除湿，香附疏肝理气，取其"气行则血行"之义。诸药取汁局部湿敷皮损处，能使药力直达病所，共奏解毒祛瘀，除湿散结之功，达到祛除疣体的目的。皮损划痕则被认为对扁平疣的治疗作用源于对皮损的刺激。用中药湿敷治疗扁平疣前，对皮损划痕，不但更有利于中药有效成分对皮损组织的渗透，增强中药疗效，而且能引起表皮的自我修复，导致表皮分化，增加基底细胞活性，从而激发机体的免疫力，提高疾病的治愈率。

【良方来源】 郭道祥，李敏. 皮损划痕结合中药湿敷治疗扁平疣[J]. 中华现代皮肤科学杂志，2005，2（3）：258-259.

【临床疗效】 30例患者中痊愈25例（83.3%），显效4例（13.3%），有效1例（3.3%），总有效率100%。

方6　皮肤恶性黑色素瘤——五虎丹外敷加卡介苗前臂划痕治疗

【药物组成】　五虎丹：水银、明矾、青矾、牙硝各50g，食盐25g，按中药传统降丹法炼制。卡介苗（bacille calmette-Guérin，BCG）。

【使用方法】

1. 视癌灶大小深浅，选择不同剂型五虎丹外敷癌灶，凡深度>5mm的癌灶用五虎丹钉垂直插入直至癌灶底端；深度<5mm的癌灶或钉难以插进者外敷五虎丹糊约2mm厚，再以万应膏密封盖贴。

2. 第3日换药。局部常规消毒下，用无菌剪刀及血管钳分批清除已坏死、变性脱落的癌组织，清洁创面。如癌组织未完全坏死脱落者，可重复上述两个步骤。

3. 如坏死组织脱尽，按一般溃疡用药；分泌物多者撒布红升丹，少者撒布九一丹或八二丹，消毒油纱条盖贴，每日1次。

4. 肉芽组织生长良好，活检连续3次正常者，用生肌散及凡士林油纱条收口。

5. 五虎丹治疗同时用BCG进行皮肤划痕。具体方法：选择前臂内侧皮肤，两侧交替进行划痕。局部皮肤常规消毒后用无菌针头在皮肤上划纵横各5cm长的10道痕组成方块，其上置75mg卡介苗菌，第一个月每4日1次，以后每周1次，共3个月；以后每3个月1次。连续2个月为1个疗程。

【适应证】　皮肤恶性黑色素瘤。表现为迅速长大的黑色素结节，死亡率高，应及时诊治。

【经验体会】　五虎丹是一种含汞制剂，实验证明其所含Hg^+和Hg^{2+}具有强烈的癌细胞毒性，用其外敷癌灶，可直接杀伤恶黑细胞，以便尽可能减少体内癌细胞数。BCG作为一种非特异性免疫刺激剂，于皮肤划痕接种后可明显增强宿主免疫细胞的免疫活性，调动其内在抗癌能力以及时清除残存癌细胞。

【良方来源】 祝柏芳. 五虎丹外敷加BCG前臂划痕治疗皮肤恶性黑色素瘤9例［J］. 辽宁中医杂志，1992（3）：32-33.

【临床疗效】 9例患者中痊愈7例（77.8%），有效1例（11.1%），无效1例（11.1%），总有效率为88.9%。

第二节　滚刺疗法

滚刺疗法是用带小钝刺滚筒在病变部位推滚的一种疗法，能使局部气血流通，破坏皮肤乳头层的神经末梢，促进患处肥厚皮损的剥脱，达到活血止痒、剥脱坚皮的作用。同时在滚刺后用橡皮膏外封，使皮损处经常保持在湿润的状态下，故能使皮肤柔软，润燥止痒。

功　效

活血止痒、剥脱坚皮。

操作方法

治疗部位先用酒精或以1∶1 000新洁尔灭溶液消毒后，再用滚刺筒进行推滚，直至皮损全部渗血，揩干血液后，用伤湿止痛膏或橡皮膏外封，每隔5～7日推滚1次，7次为1个疗程。

适应证

慢性干燥、肥厚、粗糙性皮肤病，如皮肤淀粉样变性、神经性皮炎、慢性湿疹等。

使用注意

1. 注意无菌操作。
2. 面部、颈部和急性皮肤病不宜用。
3. 瘢痕体质者不宜用。

技法要点

推滚刺筒要适度用力，以皮损处全部渗血为度。

方1 带状疱疹后神经痛——滚针、拔罐综合治疗

【使用方法】 治疗时手握滚针柄，力量的轻重由操作者掌握，将滚针轻压在患处，来回滚动，治疗范围大于带状疱疹瘢痕区 5cm，1次滚动治疗 5～10min，隔日1次，3次为1个疗程，以患处皮肤发红为度，不用刺破皮肤。治疗后皮肤有发红、灼热感为正常现象。对较为严重的带状疱疹后神经痛患者，可从轻到重，加重手法亦可刺破皮肤，以出现细小血点为度。拔罐治疗：对带状疱疹后神经痛患者经用滚针治疗3次后，症状改善但仍有局部疼痛者加用拔罐治疗，在滚针治疗区域内拔罐数个，留罐10min。

【适 应 证】 带状疱疹后神经痛。表现为带状疱疹原发皮疹消退后，疼痛持久不退，老年患者多见。

【经验体会】 滚针治疗从梅花针演变而来，变叩击为滚动，随着手法的轻重以适应不同患者对刺激的承受程度。滚针的刺激使病灶局部皮肤组织中的气血得以疏通，皮下神经末梢的营养得以改善，拔罐能吸拔出皮下毒邪，促进皮下气血经络通畅，同时也能吸拔周围组织的气血以营养患处。

【良方来源】 龚明. 滚针、拔罐综合治疗带状疱疹后遗痛 [J]. 中国针灸, 2000, 20（3）: 190.

【临床疗效】 168例患者中1个疗程治愈（带状疱疹瘢痕区疼痛消失, 精神轻松）87例, 2个疗程治愈54例, 治疗3个疗程好转（疼痛大部分消失）21例; 另有6例治疗1个疗程后未复诊, 治疗效果不能判明。

方2　痤疮瘢痕——滚针后创面导入积雪苷霜治疗

【使用方法】 在治疗部位涂抹皮肤预用剂和皮肤适应剂, 达到清洁消毒皮肤, 轻微镇痛、麻醉作用。选择0.5～1.0mm滚针, 按由内向外, 由下向上的原则操作。将面部分成两个半区, "分区操作", 从下颌开始, 到耳根, 再到面颊, 由鼻翼周围往外操作, 先完成一边操作后, 另一边对称进行。操作时滚针最下缘与操作区域垂直, 轻轻推动把柄, 让滚针刺入皮肤, 对面部痤疮后瘢痕进行水平、垂直、左右45°多方位针刺, 在瘢痕创面上形成高密度的细小针眼, 然后用温生理盐水湿敷创面5～10min, 在磨削创面上外涂积雪苷霜并轻轻按摩2～5min, 每日4次, 持续至下次磨削术。术后创面尽量避免太阳暴晒, 手术当日创面不接触水。每10日手术1次, 6次为1个疗程, 观察瘢痕的变化情况。

【适 应 证】 痤疮瘢痕。表现为痤疮愈合后皮损原发部位出现的瘢痕增生。

【经验体会】 滚针治疗面部痤疮瘢痕主要通过滚针上细小针头形成密集细小创面, 通过物理作用达到摩擦平整瘢痕的作用, 同时由于微晶的冲压按摩, 促进皮肤生长层的血液循环, 促进皮肤胶原蛋白重组, 促进弹性蛋白增加, 使胶原纤维排列趋于有序。一般滚针针头刺入深度以真皮网状层或创面上出现点状出血为度,刺入皮肤深度的控制主要通过针头的长度和医生持握手柄的力度。滚针治疗本质是以凹陷性瘢痕边缘的正常皮肤以及瘢痕区域形成新的创面为代价，利用瘢痕组织及周围正常表皮的再生爬行覆盖创面，使创面有氧愈合，达到换肤的目的。滚针后创面氧供增加，阻止了成纤维细胞的凋亡并降低细胞外基质的分泌，使瘢痕胶原更趋于向正常皮肤胶原结构方向改建；同时新的创面可以增加成纤维细胞生长因子的分泌，刺激血管形成，改善瘢痕组织中的血液供应，减缓退变。碱性成纤维细胞生长因子可以明显下调增生性瘢痕的 I 型胶原蛋白 mRNA 表达，使胶原酶活化，活性提高，细胞外基质的产生减少。这些生物学功能均有助于防止过量的细胞外基质沉积。

【良方来源】 吴晓勇，陈一松. 滚针后创面导入积雪苷治疗痤疮瘢痕86例［J］. 现代中西医结合杂志，2011，20（9）：1110-1111.

【临床疗效】 86例患者治疗1个疗程后瘢痕均有明显改善，35例患者外观瘢痕基本不明显。所有患者瘢痕创面未出现色素减退，15例患者产生少许色素沉着，在术后2~4个月消退。

方3 带状疱疹——滚针配泛昔洛韦治疗

【使用方法】 用75%酒精消毒患部，用滚针进行滚动，使患处微红充血，以不刺破皮肤为度。每日1次，5次为1个疗程；同时，口服泛昔洛韦，每次150mg，每日2次，连续服用1周。

【适 应 证】 带状疱疹。

【经验体会】 中医学认为其病因病机由湿热蕴脾、火郁肝经、壅遏气血致病，用滚针滚刺患部，可疏通经络，泄热解毒，促进皮肤的血液循环。

【良方来源】 梁浩云. 滚针配泛昔洛韦治疗带状疱疹临床观察 [J]. 江西中医药，2002，33（4）：39.

【临床疗效】 45例患者中痊愈（疼痛消失，疱疹消退）31例，好转（疼痛明显减轻，皮损消退50％以上）12例，无效（疼痛无明显改善，皮损消退不显30％）2例，总有效率为95.55％。

方4 鲜红斑痣——皮肤滚针联合平阳霉素治疗

【使用方法】 治疗试剂配制比例为生理盐水2ml ：平阳霉素3～5mg ：地塞米松4mg。成人先行局部浸润麻醉，患儿可配合基础麻醉。用皮肤滚针在病损的皮肤上多方向来回滚动，针刺皮肤致局部渗血为止。此过程中助手不时用注射器将配制好的治疗试剂滴在治疗区域皮肤的表面，从而使药物通过皮肤的微小创口渗透到真皮层。滚动刺激完毕后，局部创面以治疗试剂浸湿的纱布覆盖，厚敷料包扎固定。约5日局部形成薄层痂皮，10日左右痂皮脱落。

【适应证】 鲜红斑痣。鲜红斑痣起初是大小不一的淡红、暗红或紫红的斑点，可见毛细血管扩张，表面光滑，按压会褪色，随年龄的增长会不断扩大。

【经验体会】 临床应用证实，平阳霉素对治疗血管瘤有效，具有应用方便、不良反应轻微、对造血及免疫功能基本无损害的特点。通过抑制血管瘤内皮细胞增生和血管栓塞，促使血管瘤消退。由于传统的药物注射方式难以使治疗药物均匀、有效地分布到病损血管处，平阳霉素对鲜红斑痣的治疗较易出现局部皮肤组织坏死现象，从而影响治疗效果。微针美容是现在一种美容方法。目前临床上主要应用于美白、除皱、除痘疤、妊娠纹和带状疱疹，通过带有许多微小针头的滚轮在人体的皮肤上滚动，针体可刺穿皮肤表皮层及真皮层细胞，造成大量微细管道，刺激胶原蛋白及纤维细胞的增生，同时令活性成分有效渗入皮肤。这些"微创伤"能良好愈合而不留瘢痕。如此将微针治疗和平阳霉素药物治疗两者有机地结合起来，有可能为治疗鲜红斑痣提供一种更符合美容原则的治疗模式。

【良方来源】 韦强，陈石海，孙玉，等．皮肤滚针联合平阳霉素治疗鲜红斑痣［J］．中华整形外科杂志，2010，26（2）：144-145．

【临床疗效】 27例鲜红斑痣患者经过1～3次治疗（平均1.76次），随访3～6个月，痊愈17例（63%），显效8例（29.6%），好转2例（7.4%）。出现色素沉着6例，其中5例色素沉着3～6个月内消失，1例色素减轻。1例肩背部鲜红斑痣因术后护理不当而感染，局部遗留表浅瘢痕。

第三节　引血疗法

引血疗法是祛除瘀血、引导新鲜血到疮面的治疗方法。赵炳南先生用此法治疗慢性溃疡或瘘管外口周围形成的"锁口"，以促进疮面的愈合。

患处气血瘀滞（如小腿静脉曲张性溃疡），加之疮面分泌物的长期刺激或瘘管外用药捻方法不当的反复摩擦，均可导致疮面局部气隔血聚，蕴湿不化，使疮口边缘生成灰白色岗状厚坚皮（锁口皮）。锁口皮对疮口的紧箍作用，更加重了疮面的血运障碍，结果疮面肉芽色紫暗不温，经久不愈，这种情况称为"锁口"。

引血疗法通过除去锁口皮，并用三棱针点刺排出瘀血，从而使新鲜血流至患处，加强局部营养，促进疮面愈合。

功　效

清锁口皮，祛除瘀血，引导新血。

操作方法

1．去除锁口皮法　用有齿镊子将锁口皮外侧较厚处夹起，并由外向里轻轻地与正常皮肤剥离，以不出血为度。可先后剥离数处，以便将锁口皮尽量清除干净。

2．三棱针点刺　疮口周围皮肤紫暗处先用酒精消毒，用拇指、示指与中指相对持紧针柄，然后垂直将针快速刺入皮肤，并快速拔出。针刺深度一般为0.2～0.3cm，以拔针见血最好；针刺密度一般相隔1颗大米粒长度。针刺后出血一般均较缓慢，应待其自然停止。最后患处覆盖纱布。一般每周2次，2～3周为1个疗程。

适应证

慢性溃疡或窦道、瘘管外口形成锁口时。如小腿坠积性皮炎形成的慢性溃疡等。

使用注意

1．有发热等全身症状者禁用。

2．孕妇禁用。

3．有出血性疾病（如血小板减少等）患者禁用。

4．有严重心、脑疾病患者慎用。

技法要点

1．去除锁口皮一定要从外向里剥离，因为这样不会损伤正常皮肤，若从里向外剥离，很容易撕破皮肤。

2. 三棱针点刺的密度和深度应随瘀血程度而定，瘀血越严重（表现为皮损越紫黑）则针刺越密且刺入越深。

3. 针刺后若不出血，可用鲜姜断面擦局部，或用手轻轻挤压，以促进瘀血外出。针刺后若出血不止，可用盐水棉球止血或止血棉止血。

方 慢性小腿溃疡——引血疗法

【使用方法】 创面周围皮肤常规消毒，用镊子酌量去除疮口边缘锁口皮，取三棱针沿创面周围瘀斑处快速垂直啄刺，针法由密至疏，由深至浅，针距1~3mm，以拔针见血如珠为度。每周引血2次，连用数周，待疮周暗紫瘀血斑转至红色为止。引血完毕后，用消毒棉球将出血全部擦净，创面覆盖红纱条或生肌长肉之药膏后加压包扎。

【适 应 证】 慢性小腿溃疡。

【经验体会】 引血疗法具有祛瘀生新，通经脉，调气血的作用，能激活慢性溃疡的僵化状态，变静为动，变瘀为通，从而达到"经脉流行、营复阴阳"的治疗目的。

【良方来源】 段岚桦，何美娟，张秀玲. 30例慢性小腿溃疡的引血疗法临床观察［J］. 中国医药学报，2002，17（5）：315-316.

【临床疗效】 经过1~3个月的治疗，30例中治愈24例（80%），好转4例（13.33%），无效2例（6.67%），总有效率为93.33%。

第四节　推疣疗法

推疣疗法是用外力推除疣赘的方法。

操作方法

疣赘部常规消毒，左手示、拇指固定疣四周皮肤，并予绷紧，右手用竹制棉签蘸2%碘酊顶在疣的一侧（棉签与皮肤呈30°～45°），然后突然向前下方均匀用力推挤，有的疣体立即连基底部完整脱落。疣底部可用剪刀修平，表面压迫止血，并用消毒纱布加压包扎。

适应证

寻常疣基底部较小或长在指（趾）边缘或爪甲旁时。

使用注意

寻常疣基底部过大者或有感染者禁用。

技法要点

1. 推挤时用力要突然，有一定的冲击性。

2. 推挤用的棉签要有足够的坚韧性。

方1　寻常疣——推疣治疗联合干扰素凝胶治疗

【使用方法】　常规消毒后，视疣体大小和患者的耐受程度，决定是否需要进行局部浸润麻醉。疣体较小者可直接行推疣治疗，即左手固定疣体，右手用眼科剪或11号手术刀片从疣体角化边缘分离后，用蘸取10%三氯化铁酊的棉签，与皮肤呈75°，从疣体基底部推动疣体组织。疣体与周围组织界限较清，疣体容易剥离。跖疣及掌疣操作时须较用力，可用相应大小的刮匙推疣。疣体剥离后，再用刮匙或棉签反复水平推刮至露出正常皮肤组织，以三氯化铁酊止血。术后外用抗生素软膏如红霉素或莫匹罗星软膏。同时外涂重组人干扰素 α-2b 凝胶，1日4次，疗程1个月。

【适应证】　寻常疣。

【经验体会】　推疣治疗属于钝性分离法的一种，能快速破坏并消除疣体，见效快，且损伤局限，愈合快，不遗留瘢痕，便于操作。但由于不能消除病毒的亚临床感染，仍有一定的临床复发率。

【良方来源】　施佳音，施和建. 推疣治疗联合干扰素凝胶治疗寻常疣的疗效观察［J］. 中国皮肤性病学杂志，2010，24（1）：94-95.

【临床疗效】　普通寻常疣30例，痊愈28例；掌跖疣13例，痊愈8例。

方2　外阴尖锐湿疣——推疣加冷冻联合治疗

【使用方法】　常规消毒后，一手固定皮损，一手持含33%三氯化铁溶液的无菌棉球棒用力猛推疣体，致疣体脱落，然后选用棉签进行反复液氮冷冻。为抗病毒及提高机体免疫力，同时给予干扰素肌内注射。

【适应证】　尖锐湿疣。表现为淡红或污红色粟状大小赘生物，形态如丘疹状、乳头状、菜花状、鸡冠状、性质细嫩、顶端稍尖，无痛痒感，渐渐长大或增多。

【经验体会】　推疣加冷冻并联合干扰素肌内注射治疗尖锐湿疣，通过直接去除疣体，刺激机体产生免疫功能，抑制病毒在细胞内复制，达到治疗临床及亚临床感染的目的。尖锐湿疣除本身易复发外，还与最初的治疗是否彻底有关，推疣法使病灶从根部彻底消除，推疣后立即冷冻引发局部血运障碍，造成局部组织坏死脱落，达到除去亚临床感染、防止复发目的，冷冻还可刺激机体产生免疫反应，达到抗病毒作用。

【良方来源】 苗玉芳. 推疣加冷冻联合治疗男女外阴尖锐湿疣［J］. 井冈山医专学报，2004，11（3）：58.

【临床疗效】 研究显示，纳入的所有患者术后14～30日检查，原治疗区无新赘生物，29例随访3个月无复发，临床痊愈率为97%，其中1例1～2个月后又复发，复发率为3%，对复发者重新推疣加冷冻治疗1次，随访3个月痊愈。

第五节 烘药疗法

烘药疗法是在患处涂药后，再用适当热源加以热烘的治疗方法。由于热力作用，可使患处气血流畅，腠理开疏，药力渗透增加，止痒作用加强，因而可达到活血化瘀以消除皮损之浸润肥厚的目的。

操作方法

首先根据病情选用不同的制剂，如慢性湿疹用10%金粟兰酊纱布；带状疱疹用入地金牛酊或金粟兰酊纱布；掌跖角化病、皲裂型手足癣、皮肤淀粉样变性用10%～25%硫黄膏；湿疹用青黛膏。操作时，把药膏涂于患处，或将药液浸透之纱块敷于患处，然后用电吹风的热风吹于其上，或用特定电磁波谱治疗仪（俗称"神灯"）照烘，每次10～20min，在吹烘时，可再加药，根据病情1～3日治疗1次。

适应证

掌跖角化病，皲裂型手足癣，慢性湿疹，带状疱疹，皮肤淀粉样变性等。

使用注意

操作时，注意调节电吹风或特定电磁波谱治疗仪的距离，以患者感觉舒适为宜，防止引起皮肤灼伤。

第六节　推拿疗法

推拿疗法是运用各种手法作用于人体一定部位或穴位上，达到治疗目的一种传统方法，具有扶正祛邪、健脾和胃、散寒止痛、舒筋活络、导滞消积等功效。

操作方法

临床最常用的8种手法如下。

1. **滚法**　术者右手四指并拢微屈，拇指自然略外展，以小指、无名指、中指背侧掌指关节处接触推拿部位，以腕关节的连续外旋动作行推拿治疗。本法着力深透，多用于面积较大、肌肉丰满部位。

2. **推法**　术者手掌贴于推拿部位上，以掌根、大鱼际、小鱼际为着力点，作直线单向摩擦或回旋动作，亦可双手同时向两边分向推动。本法适用于身体各部。

3. **一指推法**　用拇指指腹或指端贴于推拿部位或穴位，通过腕部摆动或拇指屈伸作有节律的运动。本法要求操作时使患者有透热感或传导感。适用于人体各个部位。

4．**拿法**　用拇指指腹及示指、中指指腹或用拇指与其余四指指腹相对，拿捏推拿部位的肌肉、筋膜，作提起、放下的活动，动作要求和缓，用力须由轻到重。适用于颈项、肩背、腹部和四肢等处。

5．**按法**　用拇指、掌面或肘部在推拿部位按压。根据着力部位不同，轻重不一，可分按、点、压不同手法，统称按法。此法要求用力要稳，轻重适宜。适用于身体各部。

6．**摩法**　以术者的掌面或手指指腹，贴于推拿部位，以前臂带动手掌作环形移动。此法要求动作快而有节奏，每分钟保持在80～120次，使肌肤深层有感应，体表无不适感。多适用于胸腹部。

7．**揉法**　以术者手掌的大鱼际或掌根、拇指指腹，着力于推拿部位，以腕关节或拇指掌指关节作回旋动作，要求用力适度，缓急均匀。适用于身体各部。

8．**捻法**　用拇指和示指的指腹相对捻动推拿部位。要求用力均匀，捻动灵活、缓和。多适用于四肢小关节。

适应证

皮肤科中使用较少，一般多适用于小儿皮肤病如湿疹。

使用注意

1．行推拿治疗前，向患者做好解释工作，消除患者紧张心理，取得患者配合。

2．推拿操作时应摆好患者体位，以患者舒适、不易疲劳、操作方便为宜，冬季注意保暖，避免受凉。

3．初次行推拿手法时，应尽量采用轻手法，以后根据患者适应情况逐渐加大手法力度。体质瘦弱者，手法宜轻。个别患者按摩后第二天皮肤出现青紫现象，可改用轻手法或改换推拿部位。

4. 腰骶部、腹部按摩时，先嘱患者排尿。

5. 局部皮肤有破损、感染、肿瘤等禁止按摩。

技法要点

1. 熟练 要求根据不同病证，熟练选用相应手法，熟练掌握常用手法的基本要领，动作准确，用力均匀，手法柔和，避免缓急不匀，轻重不均现象。

2. 持久 每次推拿时间必须符合要求，每疗程推拿必须坚持进行以确保次数符合要求，避免敷衍了事、任意缩短时间、减少次数而影响疗效。

方 婴幼儿湿疹——拇中指十穴推拿法

【机 制】 婴幼儿湿疹是临床常见且发病率较高的皮肤病，有剧烈瘙痒、慢性病程、反复发作、难以治愈等特点。拇中指十穴推拿法以中医的脏腑、经络学说为基础，以医者的手为工具，在小儿体表穴位或一定部位施行特定的补泻手法，以调和营卫气血及脏腑功能，使郁于肌肤的湿毒之邪得以祛除。

【诊断标准】 发病急，皮损色红灼热，瘙痒不休，破津溢水，顷刻散开，心烦、口渴、便干、尿黄，苔黄或黄腻，脉濡滑。

【适 应 证】 出生后40日以上，3周岁以下的婴幼儿急性湿疹及慢性湿疹急性发作，中医辨证属湿热浸淫型，病情程度轻、中、重者。症状：起病较急，可发生于身体任何部位，全身泛发或局限于一处，常对称分布，皮疹呈多形性，可见红斑、丘疹、丘疱疹、水疱、糜烂、搔痕、结痂等，渗出明显，瘙痒剧烈。

【禁 忌 证】 推拿治疗本病一般无明显禁忌证，但患有疥疮、骨折、溃疡出血及各类重症感染性疾病者，则暂不宜接受本法治疗。

【操作手法】

1. 分阴阳　部位：掌根横纹部，拇指侧为阳池，小指侧为阴池。手法：分推法。术者以两手示指固定患儿掌根之两侧，中指托患儿手背，用两拇指自掌后横纹中间向两旁分推。时间3min。

2. 清补脾土　部位：拇指桡侧，指根至指尖。手法：推法，应先清后补。时间共5min（清3min，补2min）。术者以左手握患儿之手，将患儿拇指伸直，自患儿鱼际向拇指端直推称清法，再以拇指端按压患儿拇指端，使其弯曲，以右手拇指偏峰自患儿鱼际、拇指根、指尖返回鱼际处为补。

3. 逆运八卦　部位：手掌内，以掌心为中点，作一圆圈，其半径为1寸。手法：运法。术者以左手持患儿左手，使掌心向上，然后用右手拇指端外侧逆时针方向逆运。时间2min。

4. 推掐四横纹　部位：示、中、无名、小指掌面第1指间关节横纹处。手法：先推后掐。术者以左手拿定患儿左手，掌心向上，4指并拢，以右手拇指桡侧从示指横纹处开始依次推到小指横纹处，称推四横纹。右手拇指甲自示指横纹至小指横纹依次掐之，称掐四横纹。时间推3min，掐3次。

5. 揉小天心　部位：掌根部，大横纹之前，阴池、阳池之间。手法：揉法。术者先以左手托住患儿之手，使掌心向上，以拇指或中指端揉之。时间3min。

6. 揉外劳宫　部位：在手背，位于第3、4掌骨交接处凹陷中。手法：揉法。使患儿掌心向下，以右手中指端按定此穴揉之。时间5min。

7. 揉乙窝风　部位：手背腕横纹中央之凹陷中。手法：揉法。术者令患儿掌心向下、手腕向上屈，再以右手拇指或中指揉之。时间5min。

8. 清天河水　部位：前臂掌面，自大横纹中央至肘横纹中央一直线。手法：推法。术者以左手持患儿之手，使掌心向上，示指在下伸直，托患儿前臂，再以右手拇指侧面或示中二指正面，自掌根大横纹中央推至肘横纹之中点。时间3min。

9. 推六腑　部位：前臂尺骨下缘，从肘尖至尺侧大横纹头。手法：推法。术者以右手示、中二指面自肘尖推至大横纹。时间3min。

10. 揉风市　部位：股外侧膝上7寸，双手自然下垂，中指尖所止之处。手法：揉法。术者以右手或左手拇指按在患儿左腿风市穴位，揉之。左右交替。时间各2min。

注：3个月以上婴幼儿可采用捏脊手法治疗。

【治疗疗程】　每日1次，每次30min，3周为1个疗程。如1个疗程未获痊愈者，可进行第2疗程治疗，期间不休息，至痊愈止。

【关键技术】

1. 小儿推拿手法要求　均匀、柔和、轻快、持久，从而深透入内，以调节脏腑、气血、阴阳，使之复归于平衡。

2. 施行手法时用力轻重　年龄在1岁以内，手法宜轻，年龄较大，手法则宜重；体质瘦弱者手法较轻，体质强壮者、肥胖者手法稍重；病情较轻者，手法较轻柔，病情较重者，手法较重，操作时须灵活掌握。

3. 施行手法时间长短　从手法种类来说，推法、揉法一般操作为100~200次/min，运法一般操作为80~120次/min，捏法、掐法则次数最少，一般为1~5次，捏脊常做3~6遍。从穴位或部位来说，一般每个穴位或部位操作1~3min，1次治疗的整个过程需30~40min，但因个人手法熟练程度不同可稍有不同。从年龄角度来看，2~6个月者每次每穴操作1~4min，6~12个月者每次每穴操作3~5min，1~3岁者每次每穴操作3~7min。

4. 常用手法及补泻法　共有4种手法即推法、揉法、运法、捏脊法，均采用泻法。

【使用注意】

1. 尽量采用母乳喂养。

2. 湿疹患儿及哺乳期母亲均应忌食辛辣食品、鱼虾、牛羊肉等发物。蔬菜中韭菜、香菜也属辛发之品，忌食。饮食宜清淡。

3. 哺乳患儿勿过饱，添加辅食时量要由少到多，种类上宜一种一种地加，使孩子慢慢适应，也便于家长观察何种食物容易引起过敏。对于患病的孩子添加蛋黄时间以6个月龄为宜，以免加重胃肠负担而加重病情。

4. 皮损部位忌摩擦及用水洗，否则易使病情加重或蔓延，结痂处可用植物油轻轻洗涤，且忌用热水烫洗或接触肥皂类。

5. 患儿衣着应以宽松、柔软的纯棉织品为佳，不宜穿盖过多过暖，热则易痒。

6. 患病期间暂不宜接种牛痘、卡介苗，以免发生不良反应。

【可能出现的意外情况及处理方案】　治疗期间5～7日，部分患儿皮损程度有加重趋势，此乃推拿后腠理散发，毒邪外出之佳兆，大约10日皮损程度渐好至痊愈。

【方法来源】　国家中医药管理局第一批中医临床适宜技术推广项目。

第七节　刮痧疗法

刮痧疗法是通过某种器械在人体皮肤表面刮拭，使之出现红色瘀血（痧）的现象，以达到治疗目的一种方法。

功　效

活血行气，扶正祛邪。

操作方法

先将所用器械（压舌板、瓷碗边口等）蘸食用油或盐水在后背正中线及其两旁，或胸腹部，或颈项至肘窝等部位自上而下，自内而外，由轻到重地刮拭，至局部皮肤泛红、隆起或显示紫红色或黑青色血斑为止。一般刮拭的速度在每分钟40次左右，每一部位可刮5～10min。

适应证

痤疮、斑秃、黄褐斑等。

使用注意

1. 刮拭时局部疼痛较明显，故应用此法时必须得到患者同意。

2. 第2次刮拭时应在患处疼痛消失后（3～7日，因人而异）再实施。

技法要点

1. 颈部和其他部位均需要刮拭时宜先刮拭颈部。

2. 刮拭时用力要均匀、适中。在同一部位刮拭时必须刮至斑点（痧）出现后再刮其他部位。

3. 刮痧范围要突出一个"面"，而不是一个"点"一条"线"。

4. 刮痧后可让患者饮适量淡盐水或糖水以利驱邪外出。

方　带状疱疹后神经痛——刮痧疗法治疗

【使用方法】 取刮痧油少许蘸于病灶部位，用刮痧板在病灶部位反复刮拭，至出现微红的花朵点，重则形成斑块，甚至有紫黑色的块疱，触之略阻或有隆突感，皮肤常规消毒后，用三棱针快速点刺皮肤的块疱青紫处，即点刺拔火罐。罐内拔出淡黄色或淡红色液体时启罐。

【适 应 证】 带状疱疹后神经痛。

【经验体会】 刮痧疗法就是在皮部特定部位给予适当刮拭，刺激体表络脉，调节神经系统，改善人体气血流通，达到排泄瘀毒，通则不痛之功效。

【良方来源】 高玉萍，陈郅春. 刮痧疗法治疗带状疱疹后遗症神经痛68例 [J]. 中国社区医师，2003，19（7）：36.

【临床疗效】 68例患者中2次痊愈者17例，3次痊愈者42例，4次痊愈者6例，2例未坚持治疗，1例无效。

第八节　火龙罐综合灸疗法

火龙罐综合灸疗法是运用推拿、刮痧、艾灸等中医疗法，借助特种治疗工具，再涂上介质，导入皮下，进入体循环，达到气化、序化目的的一种综合治疗手段，是将三种传统中医疗法较好结合的中医外治法。

功　效

调节神经机能，平衡脏腑气机，通经活络，改善器官供血，以火攻邪，祛寒散滞，促进血液循环，扶正祛邪，补益强身，激活免疫系统的作用。

操作方法

1. 洗手，将艾条轻插入罐中，防止破碎。

2. 点燃艾条，火焰对准艾条圆边和中心，防止火焰过大烧到罐口。

3. 一摸二测三观察。一摸罐口有无破裂，二测罐口温度是否过高，三看艾条燃烧升温是否均匀，升温是否正常。

4. 患者做好治疗前准备，摆好体位、脱衣、暴露施罐部位，注意保暖，局部抹上介质，如按摩膏或对症精油。

5. 施罐时手掌的小鱼际先接触皮肤然后再落罐。

6. 持罐集推拿、刮痧、艾灸功能于一体，结合揉、碾、推、按、点、摇、闪、震、熨、烫等不同手法，正旋、反旋、摇拨、摇振罐体作用于皮肤肌肉组织，达到气化和序化作用。

7. 每部位施灸20~30min，至皮肤微微发红、发热，具体视疾病情况而定。

8. 每天1次或隔天1次，3~7次为1个疗程。

适应证

1. 脊柱软伤类病症，如颈椎病、腰椎间盘突出症、强直性脊柱炎。

2. 腰背部肌肉损伤，如上背痛、急性腰扭伤、局部肌肉拉伤。

3. 胃肠类疾病，如便秘、便溏、腹胀、消化不良。

4. 妇科疾病，如月经不调、痛经、子宫肌瘤。

5. 中医的风、寒、湿所致的痹证及各种皮肤病。

6. 外伤骨折后的水肿，中风后遗症、糖尿病微循环障碍所致的酸、麻、痛。

使用注意

1. 暂停使用期间或用完罐后必须放置在配套的托盘上，盘内垫湿巾。

2．艾条不要等到全部烧完再换，罐底发烫即应结束使用或更换艾条。

3．罐子放置10min，温度降低后，浇水浸湿残艾并剔除，清洗消毒后，晾干备用。

技法要点

1．必须不断运罐，不能停留在同一部位过久，操作者小鱼际要时刻感受肤温，做出调整。

2．点火时避免烧到罐口，如罐口太热可以扣在放有湿巾的罐托上等待片刻，能迅速降温。

3．操作过程中注意把控罐温，注意施灸量和火候，避免过度和不正规晃动，以免艾条、艾灰脱落，引起烫伤。

方1　带状疱疹后神经痛——火龙罐综合灸

【取穴方法】　局部患处和相应周围神经体表循行线的病灶周围皮肤。

【使用方法】　对皮损位置与对应的夹脊穴进行常规按摩放松，检查罐口、罐体有无裂痕、缺损，在施罐局部均匀涂抹润肤油，将艾条插入罐器里，点燃，当罐口温度适宜，艾条燃烧升温均匀后，把火龙罐放在选定部位进行操作。施罐时手掌的小鱼际先接触皮肤，然后落罐，结合旋、震、扣、按等手法进行正旋、反旋、摇拨、摇振罐体，作用于皮肤肌肉组织，直到皮肤微微潮红，可结束治疗，每次治疗20～30min，每天1次，5次为1个疗程。

【适 应 证】　带状疱疹、带状疱疹后神经痛。

【经验体会】 中医认为气血瘀滞、经络痹阻是带状疱疹后神经痛发生的主要病因病机，治疗主要以疏经通络、养血补血为主。火龙罐将体内侵入的风寒湿热之邪吸拔而出，有助于加快局部细胞新陈代谢，对机体微循环具有积极促进作用，加快吸收炎症代谢物，可为皮损部位提供更为充分的营养供应。

【良方来源】 谢婧娜，伍书丽，刘香萍. 火龙罐联合黄帝内针治疗带状疱疹后遗神经痛临床研究［J］. 实用中医药杂志，2022，38（6）：1039-1040.

方2 湿疹——火龙罐综合灸

【取穴方法】 双侧足三里穴、曲池穴、合谷穴、血海穴、三阴交穴等。

【使用方法】 将火龙罐放于皮肤皮疹处和穴位处进行操作。操作时根据罐内温度高低适当调整运罐速度，并注意观察患者意识变化，询问其感受，局部操作 15 ~ 20 min，待皮肤微微出汗，皮肤红润即可。每天1次，3 ~ 5 次为1个疗程。

【适 应 证】 慢性湿疹、急性湿疹恢复期。

【经验体会】 火龙罐特色疗法能开发毛孔，活血通络，促进药物的吸收，可提高患者自身机体产生的免疫反应，有利于改善患者自身临床症状。湿疹所发的皮肤通常为经络气血不和、局部气机不畅或有淤积不通之处，通过火龙罐能使局部瘀滞得通、瘙痒得缓、皮损得以治愈。

【良方来源】 谢学慧，李萍，冼卫民，等. 火龙罐联合中药熏蒸护理干预在湿疹患者中的应用［J］. 齐鲁护理杂志，2021，27（13）：71-73.

第九节　耳部刮痧

耳部铜砭刮痧以中医基础理论及耳部全息生物理论为指导，通过特制的铜砭刮痧器具和相应的手法，蘸取一定的介质，在耳部及其周围进行刮痧，疏通脏腑经络，调节人体脏腑气血功能，促进机体的阴阳平衡，实现治疗目的。

功　效

耳部铜砭刮痧也叫耳部全息刮痧，简称耳部刮痧，是耳穴按压与刮痧的结合。耳部刮痧可以让耳部组织高度充血，刺激耳部的血管扩张，改善耳部经络、血液及淋巴循环，从而起到通经活络、活血行气、排痰祛瘀解表等作用，同时有利于促进身体代谢，调节机体抗炎系统，提高免疫力。采用铜砭刮痧板在耳部刮痧，可刺激耳郭的穴位，通过经络的传导传送至脏腑，从而调节脏腑功能。

操作方法

耳部刮痧疗法的操作基本原则：自下而上，由外向内，基础刮痧加辨证选穴重点刮痧。

耳部刮痧疗法具体刮拭方法如下。

1. 操作前评估患者全身情况，检查耳部皮肤，进行望诊和触诊，确定耳部刮痧方案；涂介质循环按摩，打开耳郭小周天及大周天，促进全身气血运行，按摩此循环通路不只对运动系统疾病有调整改善功能，对脑神经亦有平衡作用。

2. 耳部基础刮痧。包括耳前和耳后各个部位，具体刮痧方向是耳垂→耳轮→耳舟→对耳轮→耳甲腔→耳甲艇→耳甲→三角窝→耳前；耳部背面具体刮痧方向是耳垂背面→耳轮尾背面→耳轮背面→对耳轮后沟→对耳屏后沟→耳甲腔后隆起→耳轮脚后沟→耳甲艇后隆起→对耳轮下脚后沟→三角窝后隆起→耳后至胸锁乳突肌。

3．根据辨证，选择重点刮拭部位。

4．耳部按摩。

适应证

1．失眠 各类原因引起的失眠（器质性失眠者除外）。

2．痛证 如颈椎病、肩周炎、网球肘等。

3．胃肠道疾病 腹胀、消化不良、便秘等（消化系统器质性疾病者除外）。

4．其他 头晕、神经衰弱等。

使用注意

1．耳部刮痧疗法不同于全身大面积刮痧，这项操作要求施术者手法熟练，力度把控程度高，力量轻则不能渗透，影响治疗效果，过重会损伤耳部皮肤；同时施术者应具备扎实的中医学基础，面对不同的患者，迅速、准确地辨证，制订有效的方案。掌握这项技术，不仅要有深厚的中医专业理论知识积淀，更需要反复实践，善于反思和总结，领悟中医精髓。

2．妊娠、有出血倾向、耳部局部皮肤破损者禁刮，颈部血管有斑块者禁忌刮颈部。

3．刮痧后被刮部位4h内不湿水，避免吹风、注意保暖。

方1　带状疱疹——耳部刮痧

【取穴方法】 根据《耳穴名称与定位》的穴位定位取穴：风溪、神门、肝、肾上腺、内分泌、交感穴。

【使用方法】 3天1次，每次刮双耳，4次为1个疗程。

【适 应 证】 带状疱疹、带状疱疹后神经痛。

【经验体会】 皮肤科患者皮肤较敏感，对耳穴贴压胶布容易过敏，故采用耳部刮痧，同时采用耳部刮痧也可以避免患者忘记按压耳穴从而降低治疗效果。耳部刮痧在基础刮痧上再加辨证选穴，基础刮痧可以调节全身气血、疏通经络。辨证选穴根据耳穴贴压治疗带状疱疹（肝经郁热证）的原则，选取的穴位分别是风溪穴、神门穴、内分泌穴、肝穴、肾上腺穴、交感穴。交感穴具有调节自主神经的功能，还是止痛要穴，其对血管也有良好的扩张作用，选取此穴，亦取"活血化瘀"之意；神门穴亦有良好的止痛作用，适用于各种疼痛性疾患，与交感穴合用加强止痛效果；内分泌穴可调节机体内分泌功能，进而对人体免疫系统起促进增强作用，加强人体对水痘-带状疱疹病毒的清除；肾上腺穴可调节肾上腺功能，增强机体应激能力，从而加强机体抗感染能力，与内分泌穴合用，可进一步加快机体对水痘-带状疱疹病毒的清除，从而缩短病程；风溪穴可增强人体免疫功能，促进毒性物质排泄；肝穴有疏肝利胆之功，一方面疏肝理气、通络止痛，另一方面对于肝经郁热证型的带状疱疹尤为适宜，肝经郁热证发病部位主要在胸胁，而肝主疏泄、主胁肋，故选用肝穴，这不仅体现了根据相应部位取穴的取穴原则，也是根据中医脏腑辨证及经络学说取穴。

【良方来源】 龚松凯. 耳穴贴压辅助治疗带状疱疹（肝经郁热证）的临床疗效观察 ［D］. 成都：成都中医药大学，2019.

【临床疗效】 34例患者中治愈26例（76.5%），有效8例（23.5%），无效0例（0），总有效率为100%。

方2 银屑病——耳部刮痧

【取穴方法】 根据《耳穴名称与定位》的穴位定位：主穴为耳尖、神门、内分泌、肺、肾上腺；配穴为轮4、耳中、交感、皮质下。

【使用方法】 3天1次，每次刮双耳，4次为1个疗程。

【适 应 证】 银屑病、副银屑病。

【经验体会】 耳穴是中医非药物治疗的特色疗法，亦遵循整体观念与辨证论治。中医近现代大家提出从血论治，认为本病多与血分异常有关，血热是主因，病久经脉气血不畅，气血失和，肌肤失养，耳穴治疗可通经活络运行气血。现代医学对耳穴的研究亦表明，耳穴可以从调节免疫方面治疗银屑病。耳尖可清热祛风；肺位于心、气管区周围处，主皮毛，可治疗各种皮肤病，可祛风止痒；神门可安神止痒；内分泌可调节内分泌，与神门、肾上腺等相配有良好的消炎、抗过敏的作用；耳中可用于血虚、血瘀、血热所致的皮肤疾病；轮4可消炎抗感染；交感与神门、内分泌、肾上腺相配可起到镇静、消炎等作用；皮质下有清热解毒、抗过敏作用。诸穴协同作用，疏通经络，行气活血，调和阴阳，调理脏腑，驱邪扶正，促进皮疹消退。

【良方来源】 朱庆姣. 加减凉血活血汤联合耳穴贴压法治疗血热型银屑病的临床疗效观察［D］. 合肥：安徽中医药大学，2021.

【临床疗效】 治疗组治疗4周末总有效率为54.83%，治疗8周末总有效率为93.54%。

第十节　平衡火罐

平衡火罐是拔罐治疗的一种，是平衡针灸学的重要组成部分，以阴阳学说为基础，以神经传导学说为途径，以自身平衡为核心，是运用不同的拔罐手法作用于人体的一种非药物治疗的自然平衡疗法。

功　效

平衡火罐疗法作用于患者背部的督脉和膀胱经。背俞穴从肺俞到膀胱俞包括五脏六腑，主治脏腑病，具有调节脏腑气血及调节脏腑阴阳的功能。平衡火罐疗法有祛风除湿、温经散寒、行气活血、舒筋通络、清热泻火、消肿止痛、泄毒排脓、调整虚实、温阳固气、扶正祛邪等作用。

操作方法

首先评估皮肤情况，有溃疡、皮肤受损处避免拔罐。根据病情选合适的体位，暴露拔罐部位。在背部两侧沿膀胱经闪罐3个来回，一侧从上到下，一侧从下到上。沿背部两侧膀胱经揉罐3个来回，揉罐后在背部涂适量润滑油，沿背部督脉、两侧膀胱经循经走罐3个来回，在背部两侧抖罐2～3次，擦干净背部润滑油，在相应穴位（根据患者病情选择大椎、肺俞、肝俞、脾俞、肾俞）留罐5～8min，起罐，用毛巾擦干净背部，协助患者穿好衣，隔天或隔2天治疗1次，5次为1个疗程。

适应证

除孕妇或者月经期女性，皮肤有瘢痕或破溃患者，高血压发展期、重度心力衰竭患者，凝血功能障碍患者以外的患者或者亚健康人群均可采用。

使用注意

操作前检查罐口是否平滑，有无裂痕。应采取适当体位，选择肌肉较丰满的部位，骨骼凹凸不平和毛发较多处不宜拔罐。避开有水疱、瘢痕和伤口的位置，防止烫伤。起罐后，如局部出现小水疱，不必处理，如水疱较大，消毒局部皮肤后，用注射器吸出液体，覆盖消毒敷料。

技法要点

拔罐时动作要稳、准、快，起罐时切勿强拉，吸附及推罐的力度要视患者皮肤而定，避免造成皮肤过度紧绷。点火用的酒精棉球要夹紧，酒精要吸干，以防脱落，烫伤患者皮肤。

方1 带状疱疹——平衡火罐围箍疗法

【取穴方法】 在皮损区周围及督脉、膀胱经皮肤区域施罐，避开皮损处。

【使用方法】

1. 闪罐 火罐接触皮肤后即刻拔起，采取扣吸—拔起—扣吸—再拔起的反复交替手法，由轻到重、自上而下对局部区域皮肤进行闪罐。

2. 揉罐 用热罐依次按照经络揉罐，至玻璃罐温凉。

3. 走罐 沿局部皮损区及夹脊穴周围皮肤区域走罐，力度均匀，以患者皮肤感到舒适为宜。

4. 留罐 沿皮损周围皮肤留罐5~8min。起罐后观察局部皮肤2min，做好相关记录，告知患者平衡火罐疗法的注意事项。

【适 应 证】 带状疱疹、带状疱疹后神经痛。

【经验体会】 平衡火罐疗法以中医理论为根据，通过平刮、扣吸、牵拉、揉拨体表经络、局部皮损区及督脉、膀胱经区域，可反射性地引起中枢神经向应激状态转变，从而有效激发经气，使各经脉气血运行通畅。

【良方来源】 侯延巍，李晓，刘蕊，等. 平衡火罐疗法干预带状疱疹后神经痛的临床观察［J］. 中国民间疗法，2022，30（12）：48-50.

【临床疗效】 30例患者中，治愈18例，显效6例，有效5例，无效1例，总有效率96.7%。

方2 湿疹——平衡火罐

【取穴方法】 沿背部督脉、膀胱经皮肤区域施罐，避开皮损处。

【使用方法】 患者采取俯卧位，暴露背部皮肤，避开皮疹处皮肤，采取闪罐、揉罐、走罐、留罐手法。

【适 应 证】 湿疹瘙痒明显患者，慢性湿疹。

【经验体会】 中医学认为，湿疹多因先天不足，禀赋不耐，脾失健运，湿从内生，复感风热湿邪，蕴聚肌肤而成；或反复发作，病久不愈，耗伤阴液，营血不足，血虚风燥，肌肤失养所致。背俞穴是脏腑经络之气输注于背部的部位，重点选择双侧肺俞、心俞、肝俞、脾俞、肾俞和大肠俞，运用平衡火罐疗法可调整脏腑功能。五脏和调，则肌肤润泽。

【良方来源】 黄梅，郑斐. 背俞穴排罐加梅花针叩刺治疗慢性湿疹29例［J］. 中医临床研究，2012，4（9）：39-40.

【临床疗效】 29例患者中，治愈17例，显效5例，有效5例，无效2例，总有效率93.1%。

第三章
作用于腧穴的特色疗法

第一节　毫针疗法

毫针疗法是针灸的基本方法之一，也是腧穴用法的重要组成部分。

功　效

调和气血，通畅经络，扶正祛邪。

操作方法

进针是毫针的基本方法，常用方法有三。

1. **缓慢进针法（捻转进针法）**　右手持针柄，拇、示两指用力均匀缓慢捻转，捻转不超过180°，边捻针边加力，使毫针缓慢刺入穴位，此法疼痛轻，容易掌握，不弯针。

2. **快速刺入法（直刺法）**　右手拇指、示指、中指持针，直接迅速施加压力，毫针快速刺入穴3～5mm深，此法进针快而不痛，已被广泛采用。

3. **刺入捻进法**　左手拇、示二指迅速将毫针直刺穴内3～5mm深，然后右手拇、示二指边捻边加压力，将毫针刺入穴位深部。此法适用于较长的毫针，其优点是进针快而不痛，可防止针身弯曲。

适应证

带状疱疹、湿疹、荨麻疹、神经性皮炎、瘙痒症、痒疹、银屑病、痤疮、冻疮、酒渣鼻、脱发、白发、发际疮、黄褐斑、红斑狼疮、白癜风、雷诺病等。

使用注意

1. 若发生晕针、弯针、折针等异常情况，应及时做出相应处理。

2. 凡过饥、过饱、酒醉、大汗、惊恐、疲乏等病者，均不宜用体针疗法。

3. 妊娠5个月以内，下腹、腰骶禁针；妊娠5个月以上，上腹部禁针；产后未满月或产后失血过多也应禁针。

4. 穴位的皮肤区域一定要严格消毒，特别是耳郭、鼻翼等部位，不要刺伤骨膜。

5. 针刺前要向患者说明情况，若患者心慌、气短、面色苍白、汗多等，一定要防止晕针，立即拔针，做相应处理。

6. 若因肌肉紧张或痉挛缠住针体造成滞针时，可向相反方向捻转，轻微捻动几下，使针体松动，即可继续捻转或者拔针。

技法要点

1. 针刺取穴的方法　主要分循经取穴和邻近取穴两大类。

2. 皮肤病常用穴位举例

（1）头面部

百会——主治脱发、白发、发际疮等。

风池——主治瘙痒症、神经性皮炎、痤疮等。

风府——主治风疹、脱发、瘙痒症等。

大椎——主治黄褐斑、荨麻疹、湿疹、银屑病、红斑狼疮、痤疮等。

迎香——主治酒渣鼻、痤疮等。

（2）上肢部

曲池——主治白癜风、痤疮、瘙痒症、神经性皮炎、雷诺病等。

合谷——主治带状疱疹、痤疮、冻疮、瘙痒症、荨麻疹、酒渣鼻等。

外关——主治冻疮、手癣、神经性皮炎等。

尺泽——主治荨麻疹、痤疮、湿疹、酒渣鼻等。

（3）下肢部

风市——主治荨麻疹、风疹、湿疹等。

血海——主治银屑病、荨麻疹、湿疹、瘙痒症等。

足三里——主治丹毒、臁疮、痤疮、荨麻疹等。

三阴交——主治黄褐斑、湿疹、荨麻疹、脱发、神经性皮炎等。

（4）躯干部

大椎——主治痤疮、黄褐斑、荨麻疹、湿疹、银屑病、红斑狼疮等。

肺俞——主治荨麻疹、痤疮、瘙痒症、湿疹、酒渣鼻等。

肾俞——主治脱发、白发、黑变病、白癜风、银屑病等。

大肠俞——主治荨麻疹、湿疹、瘙痒症、丹毒、臁疮等。

命门——主治硬皮病、荨麻疹、阴部湿疹、血栓闭塞性脉管炎等。

3．手法选择　根据"虚者补之""实者泻之"的原理，分别施用补泻手法。大凡暴病、实证、痛证皆用泻法；反之，久病、虚证、痒证皆用补法。

方1　淋巴管炎——毫针刺法

【取穴方法】　新奇穴（取"红线"顶端1cm处）。

【使用方法】　皮肤常规消毒，用30号或32号2～3寸毫针，针体与皮肤表面呈30°刺入，使针尖通过皮肤后，即将针体放平，贴近皮肤表面，沿皮肤下循直线向"红线"顶端方向进针。如无针感，表示针刺较深，应更表浅地刺入，至"红线"顶端离"红线"1～2mm处捻针，留针5～10min，行针1次，观察"红线"消失情况。经捻针及留针2～3次，"红线"消失，到1.5～2.5cm时可起针，再按第1次进针方式，至"红线"完全消失。

【适 应 证】 淋巴管炎。多见于四肢，往往有一条或数条红色的线向近侧延伸，沿行程有压痛，所属淋巴结可肿大。疼痛严重者常伴有发热、头痛、全身不适，食欲不振及白细胞计数增多。

【经验体会】 针刺新奇穴治疗本病确有消炎、镇痛、调整机体，增强抗病能力的作用。

【良方来源】 李丕清. 针刺治疗淋巴管炎21例疗效小结 ［J］. 新中医，1989，6：31.

【临床疗效】 21例患者经1次治愈者14例，经2次治愈者5例，无效者2例。

方2 带状疱疹——针刺治疗

【取穴方法】 病变皮损处阿是穴、患侧夹脊穴（病变相应神经节段及上下各一节段）、双侧支沟穴和后溪穴。

【使用方法】 取上述相应穴位。针刺阿是穴时，患者取卧位，常规消毒后，在距皮损边缘0.2cm处用30号4～5cm毫针进针，针尖朝向皮损区中心，呈15°，沿皮下围刺，针距为1～2cm（每簇针数多少与皮损范围大小成正比，皮损范围为直径3cm以下，按周围神经走向前后各1针，直径3～5cm，可6～8针，直径5cm以上则以10～16针为宜），留针30min后出针。针刺夹脊穴时，用30号4～5cm毫针，针身与皮肤呈45°，向脊柱方向进针，深度为20～25mm；针刺得气后，接穴位神经刺激仪，同一输出的两个电极分别接到病变对应神经节段上下各一节段的两处夹脊穴。支沟穴、后溪穴用30号2.5～4cm毫针，针身与皮肤呈90°，进针深度为1～2cm；针刺得气后，接穴位神经刺激仪，同一输出的两电极分别接一侧支沟穴及同侧后溪穴。电针刺激参数：采用直流电，疏密波，频率为2/100Hz，强度为2～5mA，通电30min后出针。每日1次，共治疗10次。疱疹局部皮肤处理：保持皮肤的清洁，注意保护皮损。

【适应证】　带状疱疹。

【经验体会】　现代西医学神经解剖已证实，夹脊穴附近均有脊神经后支分布，其深层有交感神经干、交感神经椎旁节及其与脊神经相联系的灰、白交通支分布。电针刺激疱疹分布区域之夹脊穴，可刺激相应神经节段及其周围组织。虽其具体的机制现在还不明确，但有学者认为其可能使神经中的痛觉纤维传导阻滞，或是提高机体痛阈，从而增强机体对疼痛的耐受。另外，电针刺激夹脊穴引起的针感传导反应通过神经–体液调节作用，可能影响交感神经末梢，释放某些化学介质，从而达到镇痛作用。取支沟、后溪为远端取穴。支沟穴乃手少阳三焦经的经穴，能清利少阳经湿热，是治疗胁肋疼痛的经验穴。后溪穴为手太阳小肠经输穴，通督脉，为八脉交会穴之一。后溪穴又称为小督脉，可振奋一身之阳气。故针刺支沟、后溪能使气至病所，气血行而经络通，通则不痛。电针夹脊与围刺配合应用治疗带状疱疹，疗效快、疗程短、止痛效果好，并于后期随访中无带状疱疹后神经痛发生。

【良方来源】　李璇，张红星，黄国付，等. 电针夹脊配合围刺治疗带状疱疹疗效的随机对照观察［J］. 针刺研究，2009，34（2）：125-127.

【临床疗效】　40例患者中，治愈（皮疹消退，临床体征消失，无疼痛后遗症）30例，占75%；好转（皮疹消退约30%，疼痛明显减轻）7例，占17.5%；未愈（皮疹消退不足30%，仍有疼痛，于治疗结束后观察）3例，占7.5%。总有效率92.5%。

方3 带状疱疹后神经痛——针刺治疗

【取穴方法】 针刺主穴：合谷、曲池、阳陵泉。辨证取穴：肝胆火盛型配支沟、太冲；脾虚湿盛型配三阴交、血海；气滞血瘀型配内关、膈俞。局部取穴：皮疹局部围刺。

【使用方法】 常规针刺：常规消毒后选用对应毫针刺入穴位，留针30min。围刺：常规消毒后用1.5寸毫针沿皮疹边缘进行平刺或斜刺，针距1~2寸，留针30min。疗程：隔日1次，5日为1个疗程。

【适 应 证】 带状疱疹后神经痛。

【经验体会】 辨证施治以达到清热解毒，行气活血，祛湿止痛的效果。

【良方来源】 赵彤彤. 针刺为主辨证施治带状疱疹后遗神经痛60例 [J]. 医药前沿，2015，5（26）：317-318.

【临床疗效】 痊愈26例，显效27例，有效6例，脱落1例。

方4 乳痛——针刺列缺穴

【取穴方法】 列缺。

【使用方法】 患者取仰卧位，双上肢自然弯曲，掌心向胸，平放在胸前，常规消毒，取0.3mm×40mm毫针，针尖向上，向肘部方向刺入20~30mm，用捻转泻法，刺激稍强，要求针感沿经脉循行部位直达病所。若患者针感不明显者，可辅以循法，即沿着上肢内侧前缘，由下向上轻轻地循按或循捏，特别是在肘关节、肩关节附近着重按捏，以促使针感传导。得气后，留针40~60min，间歇运针2~3次，力求增强疗效。同时让患者触摸乳房局部肿块，即可感觉肿块变软，疼痛减轻或消失。

【适 应 证】　乳痈。表现为乳房的一种急性化脓性疾病。

【经验体会】　列缺属八脉交会穴之一，通任脉。任脉为"阴脉之海"，能调节诸阴经之气血。针刺列缺穴，可达到宽胸理气、疏通胸部经络气血的作用，从而取得满意的治疗效果。在具体操作时，可根据病情的轻重，决定列缺穴是独取患侧，还是双侧同取，并酌情延长留针时间，最长可留针60min左右，同时注重针刺手法的应用，正如《针灸大成》所言"凡下针，若气不至，用指于所属部分经络之路，上下左右循之，使气血往来，上下均匀，针下自然气至沉紧"。在留针期间配合使用辅助手法循法，可促使得气，提高治疗效果，是针刺治疗的关键一步。此外，全身症状明显者，亦可配合取曲池、足三里、期门、膻中等腧穴。乳痈郁乳期及时针灸治疗，消瘀散结，疗效显著。有学者认为，本病的发生，除乳母不及时哺乳外，平时不注意乳房卫生及护理，导致乳汁淤积化热而成乳痈，也是一个重要的原因。所以在哺乳期产妇要多加注意，养成按时哺乳、哺乳前后清洁乳头的习惯，注意饮食清淡，保持心情愉快，精神舒畅，可避免乳痈的发生。患者大多正处在哺乳时期，乳汁分泌旺盛，如不注意乳房护理，很容易导致复发。所以，在针刺治疗的同时，应做好医患沟通，耐心细致地做好患者的情志护理，并教会家属掌握护理方法。即产妇一旦乳汁淤积不畅，局部形成积块，随时取正坐位，身体稍向前倾，暴露患侧上肢内侧，由家人一手五指并拢，用力均匀地在其处拍打，使局部发红直到皮下出现瘀斑为度，有较好的散结、止痛之功效，并能保证在发病的最早时间内及时处置，起到了"通则不痛"的作用，亦不失为一种简便而奏效的治疗方法。

【良方来源】　陈守龙. 针刺列缺穴治疗乳痈［J］. 中国针灸，2008，28（3）：162.

【临床疗效】 50例患者中1次治愈（乳管通畅，体温正常，积块消散，能正常哺乳）40例；其余10例针刺2次后症状基本消失，3次后症状全部消失。所有患者全部治愈。

方5 疖——针刺治疗

【取穴方法】 取手足阳明与足太阴经穴为主。主穴：合谷、曲池。配穴：足三里、丰隆、阴陵泉。

【使用方法】 ①营卫不和型：泻曲池，补足三里，阴陵泉平补平泻。②湿热蕴结型：合谷、曲池、丰隆、阴陵泉均用泻法。③痰浊外泛型：泻合谷、曲池、丰隆，补阴陵泉。④气阴两虚型：合谷、曲池均先泻后补，补大于泻，以泻余邪；补足三里、阴陵泉。针刺每日1次，每周5次，20次为1个疗程。

操作：补法采取顺经络方向，先浅后深分部慢进针，得气后重插轻提，左转即拇指向前、示指向后捻转时用力，呼气时进针、转针，吸气时退针，捻转提插用九数，出针时一次快出针，按压针孔。泻法逆经络方向进针，先深后浅分部退针，轻插重提，右转即拇指向后、示指向前捻转时用力，吸气时进针、转针，呼气时退针，捻针提插用六数，慢出针，摇大针孔，出针后不按针孔，若出血以干棉球揩之。平补平泻，针直刺入穴位至得气深度后，缓慢均匀地提插捻转6~9次。合谷、曲池直刺进针0.8寸，足三里、丰隆、阴陵泉进针1寸。

【适应证】 疖。是细菌侵入毛囊及周围组织引起的急性化脓性炎症，单个损害称为疖。表现为疼痛的半球形红色结节，好发于头、面、颈、臀等部位，夏秋季多见。

【经验体会】 疖之一病，部位在肌肤，因脾胃为后天之本，脾主肌肉，故取手、足阳明经与足太阴经腧穴治疗本病。其中，对于营卫不和型，合谷为手阳明大肠经原穴，肺与大肠相表里，肺主皮毛，平补平泻合谷可疏表清热，调和营卫，又可助手阳明经合穴曲池，以清肌表之邪，解疖病之疮毒，足三里、阴陵泉补益气血，运化水湿；湿热蕴结型泻曲池可清泄阳明之热邪，调营和血，泻丰隆、阴陵泉以和中化湿；痰浊外泛型泻合谷、曲池以清解阳明经热毒，热毒既清，气血自和，取丰隆、阴陵泉以运脾化痰；气阴两虚型重在补益气阴，因"胃者水谷之海，其输上在气街下至三里"，故取足三里为主，配阴陵泉健脾胃运水谷，以化生气血使阴液自充。针刺合谷、曲池还可清解余热，调理大肠气机，使消化功能正常，肌肤气血充实，卫外功能强健从而使疖病得以痊愈。

【良方来源】 郭之平，从脾胃失调立论针治顽固性疖病的临床观察［J］. 中国针灸，2003，23（3）：138–139.

【临床疗效】 33例患者中，19例治愈，10例好转，4例无效，总有效率达87.9%。

方6 神经性皮炎——针刺治疗

【取穴方法】 大椎、灵台为主穴。配穴：皮肤损害在头颈部、双上肢者，配双侧曲池穴；皮肤损害在躯干及双下肢者，配双侧委中穴；皮肤损害泛发全身的，上下肢配穴，隔日轮换取之。

【使用方法】 治疗时患者取俯卧位，得气后，接多功能治疗仪；每根导线负极接主穴，正极接配穴，共用两组导线，用密波1min400次以上，留针20min，每日1次，10次为1个疗程。每疗程结束后，休息1周，再行第2个疗程治疗。一般须治疗2~3个疗程。

【适 应 证】 神经性皮炎。

【经验体会】 针刺得气后继以电针治疗，可疏通经络，通行气血，以降低皮肤神经的兴奋性。本法治疗必须连续进行，不可间断，治疗期间使患者保持良好的精神状态也是必不可少的。

【良方来源】 陈守龙. 针刺治疗神经性皮炎［J］. 中国针灸，1993（8）：30–31.

【临床疗效】 68例患者中，治愈（皮肤瘙痒消失，皮肤损害恢复正常，随访2周至1个月未见复发者）53例。显效（皮肤瘙痒消失，皮肤损害恢复正常，1个月内复发者）12例。复发者，主客观证候均较治疗前为轻，而且再用本方法治疗仍然有效。无效（治疗前后证候无变化者）3例。

方7 老年性皮肤瘙痒症——针刺治疗

【取穴方法】 血虚肝旺型取穴：血海、曲池、三阴交、合谷、委中。湿热型取穴：足三里、承山、血海、曲池、阴陵泉。

【使用方法】 操作方法：患者取坐位或卧位，穴位常规消毒，用28号2寸毫针直刺1～1.5寸，取得麻胀样针感后，采用先泻后补手法行针1min后留针30min，间隔10min运针1次。每日治疗1次，10次为1个疗程，共2个疗程。

【适 应 证】 老年性皮肤瘙痒症。

【经验体会】《医宗金鉴·外科心法要诀》中"辨痒"所云："痒属风，亦各有因。"老年性皮肤瘙痒症，为湿热蕴于肌肤，不得疏泄，或血虚肝旺，以致生风生燥，肌肤失养所致。中医治以祛风止痒、清热除湿、养血润燥法。曲池、血海、三阴交等穴是治疗皮肤瘙痒症常用的穴位。曲池为大肠经合穴，具有散风热、疏经络之作用；合谷为手阳明经原穴，属气，能振奋周身之阳气；

三阴交为足三阴经交会穴,属血,有调理阴血之功能;足三里为足阳明经之合穴,具有调气血、除湿热之功能;血海为足太阴脾经之穴位,阴陵泉为足太阴经之合穴,委中、承山为足太阳膀胱经之穴位。均具有养血活血之功用。诸穴辨证选用,共达疏风清热、除湿、养血润燥之功。再加三棱针耳背静脉点刺放血,增强其清热、除湿之功效。老年患者素体肾气不足,免疫功能降低,艾灸曲池、血海,温通反佐,有提高机体免疫力之功效。

【良方来源】 杨明昌,毛敬烈,余菊. 针灸治疗老年性皮肤瘙痒症疗效观察 [J]. 中国针灸,2002,22(7):459-460.

【临床疗效】 治愈(瘙痒消失,半年内未复发)14例(26.92%),显效(瘙痒明显减轻,半年内未明显加重)26例(50%),有效(瘙痒减轻,停治半年内又再次发作)7例(13.46%),无效(瘙痒症状无改善)5例(9.62%)。总有效率90.38%。

方8 慢性荨麻疹——薄氏腹针治疗

【取穴方法】 中脘、下脘、气海、关元为主穴;滑肉门、外陵、大横为配穴。

【使用方法】 令患者取仰卧位,暴露腹部,先测准腹针穴位,以确保疗效,然后常规消毒,用S4×40(34号)薄氏腹针专用针迅速刺入皮下,然后缓慢进针,进针时首先应避开毛孔、血管及瘢痕,然后施术要轻、缓。如针尖抵达预计深度时,一般采用只捻转不提插的手法。施术分3步进行,即候气、行气、催气。进针后停留3~5min为候气,3~5min后捻转1次为行气,再隔5min再捻转行针1次为催气。留针30min。留针期间在神阙加灸,使用艾灸架,以双股橡皮带绕过腹部套住艾灸架两头,将其固定在神阙穴上。将艾条点燃插入顶管中，艾条燃烧过程中患者可自行升降艾条调节火力，以微烫而不疼痛为度。治疗结束时先取走灸架然后再起针。每日1次，每周5次（周六、周日休息），4周为1个疗程。

【适 应 证】 慢性荨麻疹。

【经验体会】 慢性荨麻疹属中医"瘾疹"范畴，中医学认为，本病多为久病体虚，气血损耗，腠理空虚，风邪外袭，遏于肌肤而发。《诸病源候论》谓"邪气客于皮肤，复逢风寒相折，则起风瘙瘾疹"。故本病以体虚为本，以风为病使，为本虚标实之证。其久病不愈反复发作为机体正气不足、不能抗邪外出所致，属里病外显，根据"其病在本则腹针治其本而标症悉除"的原理，腹针以引气归元方为主，其中中脘和下脘均属胃脘，中脘为胃之募穴，两穴含有理中焦、调升降的作用，且手太阴肺经起于中焦，故兼主肺气肃降的功能。气海为气之海，关元培肾固本，肾主先天之原气。以上四穴组成调理后天脾胃和先天肝肾的主方，有"以后天养先天"之意，故此方有治心肺、调脾胃和补肝肾的功能，在腹针疗法中，称为引气归元。左右滑肉门、外陵，四穴合称"腹四关"，具有通调气血，疏通经气使之上输下达肢体末端的作用，是引脏腑之气向全身布散的妙穴。大横是足太阴脾经穴，具有调整脾脏功能、祛湿、健脾、滑利关节的作用，左右两穴合称"调脾气"。以上所取穴位正好分布于腹部离、坤、兑、乾、坎、艮、震、巽八卦定位中。《灵枢·九宫八风》记载八卦所取脏腑之象，谓"心应离，脾应坤，肺应兑，小肠应乾，肾应坎，大肠应艮，肝应震，胃应巽"。由于八卦中每一卦穴位都对所主脏腑有特有的治疗作用，故以上10个穴位可对内脏的平衡调节起重要的作用，加上灸架灸神阙穴，能温阳补气，更有助于"以后天补先天"，培肾固本。通过针灸上述腹部经穴治疗慢性荨麻疹，从调理脏腑功能入手进行治疗，以扶正祛邪为主，体现中医"治病必求于本"的辨证施治特色，通过体质的逐步调理增强而达"正气存内，邪不可干"的健康状态。

【良方来源】 陈丽仪，郭元琦. 薄氏腹针治疗慢性荨麻疹近期疗效观察 [J]. 中国针灸，2005，25（11）：768-770.

【临床疗效】 治愈（风团消退，临床体征消失，不再发作）15例（48.4%），好转（风团消退30%或消退后间隔时间延长，瘙痒等症状减轻）10例（32.3%），未愈（风团及瘙痒无明显改善）6例（19.3%）。总有效率80.7%。

方9 局限性硬皮病——烧山火手法针刺治疗

【取穴方法】 病变在前额者主穴取上星、阳白、头维，配穴取印堂、太阳；病变在上肢者主穴取大椎、扶突，配穴取血海、三阴交；腰背下肢合并病变者主穴取腰阳关、环跳、秩边，配穴为三阴交、承山。

【使用方法】 使用26号1～3寸毫针进行针刺。按上述方法取穴，针刺手法均使用烧山火手法，即三进两退，使病变部位产生温热感。疗程：每日1次，连续10次为1个疗程。

【适 应 证】 局限性硬皮病。表现为局限性皮肤肿胀，逐渐发生硬化萎缩的皮肤病。好发于头皮、前额、腰腹部和四肢。

【经验体会】 针刺运用烧山火手法，快速强刺激，激发患者体内生物电的活力，瞬间达到通经络、运气血作用，能促使全身免疫功能增强，调节内分泌功能，还可使血流速度加快。故而使机体抗病能力增强，肌肉和皮肤得到充分营养，组织重新修复而达到治愈目的。经治疗，其中前额部恢复最快，次为腰背及下肢，上肢受损者恢复较慢，但均能见效。一般多在4～5个疗程治愈。

【良方来源】 何辟. 针刺治疗局限性硬皮病30例临床观察[J]. 中国针灸，2002，22（4）：5-6.

【临床疗效】 前额处皮肤硬变者3例均经1个疗程治疗后基本治愈；单侧前臂和双侧上肢皮损者10例，经5~6个疗程后均临床治愈，其中9例已经组织活检证实（恢复正常）；腰背和下肢合并受损者17例，1例经4次针刺即临床治愈（病理证实），6例经2~3个疗程皮损变软明显、毳毛出现，另10例患者经4~5个疗程后皮损变软，色泽变淡，出现肤纹并毳毛生发。

方10 黄褐斑——针刺治疗1

【取穴方法】 面部皮损处。临证加减：属气滞血瘀型加取合谷、三阴交、蠡沟；属气血不足型加取合谷、三阴交、足三里。

【使用方法】 取32号1寸毫针，视皮损大小，取3~5根或5~10根不等，用围刺的方法，在皮损的外周2~3cm处向中心横刺0.5~0.8寸，留针20min左右。每周2次，10次为1个疗程。

【适 应 证】 黄褐斑。

【经验体会】 在治疗上采用局部围刺的方法可加速血液循环，增强细胞再生，促进色素沉着的消退。所取合谷为治疗面口疾患的要穴。三阴交为足三阴经的交会穴，针刺之，能起到调整肝、脾、肾三脏经气的作用。蠡沟有疏肝调经之功。足三里为足阳明胃经之合穴，阳明经为多气多血之经，取此穴能调整脾胃功能充实"后天"，还能起到强壮保健的作用。在针刺的同时，根据中医辨证施治的原则，佐以内服中药，共奏调整脏腑气血、消除面部色斑之效。

【良方来源】 胡振霞. 针刺为主治疗黄褐斑[J]. 中国针灸，1996（1）：50-51.

【临床疗效】 经3个疗程的治疗后，结果痊愈6例，占20%；有效11例，占37%；好转10例，占33%；无效3例，占10%，总有效率为90%。其中最短者治疗8次，最长者为3个疗程。

方11 黄褐斑——针刺治疗2

【取穴方法】 主穴选膻中、中脘、天枢、气海、关元、水道和归来，加局部围刺。辨证分型取穴：气滞血瘀型配太冲、期门；脾虚湿困型配阴陵泉、丰隆；肝肾阴虚型配太溪、照海。

【使用方法】 ①充分暴露治疗部位。②采用0.25mm×4mm毫针，进行常规消毒，直刺10~20min，得气后，进行提插捻转，留针30min。③局部围刺采用0.18mm×10mm美容针，进行常规消毒后在皮损部位，即黄褐斑边缘的正常皮肤处，与皮肤呈大约15°进针，针尖均向病灶中心，进针不超过5mm，1个斑片周围依据数量与面积酌情增减针数，面部围刺不进行提插捻转，留针30min。

疗程：前2周每日1次，每周5次，随后6周隔日1次，共治疗8周。

【适 应 证】 黄褐斑。

【经验体会】 从中医整体观出发结合临床实践，三焦通调失司、气血瘀滞为黄褐斑发生的基本病机，临床应用通调三焦针刺法，以条达全身气机，平衡脏腑阴阳，配合局部围刺，疏通气血，达到祛瘀消斑的目的。因此，选穴原则为通调三焦、祛瘀消斑。

【良方来源】 刘欢欢，倪光夏. 通调三焦针刺法配合围刺治疗女性黄褐斑的临床研究［J］. 针灸临床杂志，2018，34（6）：8-11.

【临床疗效】 治愈（肉眼视色斑面积消退＞90％，颜色基本消失）7例，占23％；显效（肉眼视色斑面积消退＞60％，颜色明显变淡）12例，占40％；好转（肉眼视色斑面积消退＞30％，颜色变淡）9例，占30％；无效（肉眼视色斑面积消退＜30％，颜色变化不明显）2例，占6％。

方12　寻常痤疮——针刺治疗

【取穴方法】 面部取穴：承浆、印堂、颧髎为主穴。按经取穴：合谷。辨证取穴：肺经风热加曲池，脾胃湿热加阴陵泉、内庭，冲任不调加三阴交、太冲。

【使用方法】 针刺以泻法为主，每日或隔日1次。每次留针20min，15次为1个疗程。

【适 应 证】 寻常痤疮。

【经验体会】 取面部穴位承浆、印堂、颧髎等，此处皮脂腺分布较多，为痤疮好发部位。通过针刺刺激面部神经末梢，使面部血管扩张，血液循环改善，促进表皮细胞的新陈代谢，调节皮脂腺分泌。合谷为与肺相表里之阳明大肠经的原穴，阳明经多气多血，故合谷有通调周身气血的作用。在实践中发现，虽然绝大部分痤疮患者属热属实，但确有一些患者属虚属寒，尤其是久病者，可见颜面色黯，皮疹呈暗红色，色素沉着，脉弱等寒象虚象。此乃病久正气渐衰，寒凝血闭，气血郁滞。此类患者若辅以温灸，往往会取得满意疗效。此外女性患者病情的轻重多与月经周期变化有关，在辨证基础上加用三阴交、太冲等穴调理肝肾冲任，亦能提高疗效。研究表明，针刺在改善和消除痤疮临床症状的同时，可使血浆睾酮含量降低。可以认为针刺对患者血浆睾酮具有良性调节作用，从而有利于降低皮脂分泌，使症状改善或消除。此外，某些女性患者，随着局部症状改善，血浆睾酮含量降低，其月经周期亦趋于正常，经期各种不适消失。这也提示针刺对雄性激素的良性调节作用与本病治疗有关。

【良方来源】 龚东方，梁楚京，赖秀丽，等. 针刺治疗寻常痤疮30例临床小结——附针刺对痤疮患者血浆睾酮的影响 [J]. 新中医，1993（8）：41-42.

【临床疗效】 痊愈（皮疹消退，残留色素沉着或瘢痕）6例；显效（皮疹消退，偶有新疹出现）9例；有效（皮疹消退1/2以上，偶有新疹出现）12例；无效（皮疹消退小于1/2，或不消退）3例。

方13 斑秃——围刺飞针加电针治疗

【取穴方法】 斑秃区周边、上星、百会、风池。

【使用方法】 斑秃区皮肤常规消毒后，选用28号1寸毫针，先行飞针速刺操作，具体为：用右手拇、示、中三指指腹握持针柄，进针时拇指内收，示、中指同时相应外展，此时针体便迅速转动，当针处于快速旋转状态并抵达穴位时，通过腕、指力将旋转的针弹刺入穴位。入针后再行飞针催气，具体为先将针做小幅度捻转，然后松手，拇、示指张开，一捻一放，反复6次。如此操作，在相距病变处0.5～1cm四周进行围针，后接上电针仪，采用疏密波，电流输出以病者可耐受为度，留针30min。每日治疗1次，15次为1个疗程，疗程间休息2～3日。

【适 应 证】 斑秃。

【经验体会】 使用围刺飞针法的两个要诀为：飞针速刺及飞针催气，前者是保证患者乐于接受针刺治疗的关键，通过飞针速刺，能使针体轻巧、快速地透过皮肤；后者能起到催气运气之功，使气速至而速效。该手法在《医学入门》中已有记载："以大指、次指捻针，连搓三下，如手颤之状，谓之飞。"

【良方来源】 李红. 围刺飞针加电针治疗斑秃128例疗效观察[J]. 中国针灸，2003，23（11）：659-660.

【临床疗效】 128例患者中，痊愈者（治疗后患处毛发长全，黑亮如常人，随访半年无复发者）36例，占28.1%；有效者（治疗后患处部分长出较稀疏毛发者）75例，占58.6%；无效者（治疗后患处光滑，无新毛发生长者）17例，占13.3%。总有效率86.7%。

方14　丹毒——针刺治疗

【取穴方法】 取穴太冲、足临泣、丘墟、悬钟、三阴交、丰隆、阳陵泉。

【使用方法】 取穴均为患侧，手法均用捻转泻法，留针30min。

【适 应 证】 丹毒。潜伏期2~5日。前驱症状有突然发热、寒战、不适和恶心。数小时到1日后出现红斑，并进行性扩大，界线清楚。患处皮温高、紧张，并出现硬结和非凹陷性水肿，受累部位有触痛、灼痛，常见近卫淋巴结肿大，伴扩大，或不伴淋巴结炎。也可出现脓疱、水疱或小面积的出血性坏死。好发于小腿、颜面部。

【经验体会】 本病多由血热火毒为患。凡发于头面部者，多夹风热；发于胸腹腰胯者，多夹肝脾郁火；发于下肢者多夹湿热；发于新生儿者，多由胎热火毒所致。治疗以清热凉血、解毒化瘀为基本治则。太冲为治行步艰难之效穴，《玉龙歌》云"行步艰难疾转加，太冲二穴效堪夸"。足临泣为足少阳胆经输穴，"俞主体重节痛"，配太冲又可清泻肝胆邪热。悬钟、丘墟、三阴交、阳陵泉四穴相配，可清热利湿，活血通络。丰隆为胃经络穴，可清泄阳明经之痰热。诸穴共奏清热解毒、活血化瘀之功。

【良方来源】　刘通. 局部取穴治疗下肢丹毒1例［J］. 河南中医，2013，33（1）：53.

【临床疗效】　治疗1次后，患者自觉疼痛明显减轻，可下地行走。治疗2次后肿胀减轻，疼痛基本消失。随访1周后诸症均消失，未再复发。

方15　亚急性湿疹——针刺治疗

【取穴方法】　取穴少府、神门、大陵、通里、阴陵泉、太白、足三里、天枢、丰隆、曲池、合谷、血海、三阴交，均双侧；阿是穴（皮疹部位）。

【使用方法】　患者取俯卧位，常规消毒。以上诸穴均施以平补平泻法，得气后均匀地提插、捻转。留针30min，每隔10min行针1次。局部阿是穴采用火针散刺法。针刺疗程：隔天针刺1次，每周治疗3次，连续2周，共治疗6次。

【适　应　证】　亚急性湿疹。

【经验体会】　神门是手少阴心经输穴、原穴，能补能泻，擅长养心安神，是调心神的要穴。通里是手少阴心经络穴，能够清心火、安心神、通心脉，是治疗心神的重要穴位，配神门为本经原络配穴。少府是手少阴心经荥穴，是心经荥火穴，擅于清心除烦。大陵是手厥阴心包经输穴、原穴，清心除烦之力较著。以上诸穴相合，安神之功显著，并能通过清心火、活血脉以调心而安神。除湿重在健脾，着重选取脾经与胃经的特定腧穴。选穴太白、三阴交、阴陵泉、血海、足三里、丰隆、天枢。太白是脾经输穴、原穴，善治脾胃病，重在健脾而除湿。三阴交是足太阴、厥阴、少阴之会，能够健脾益气，理中补虚，清热利湿。阴陵泉是足太阴脾经合水穴，有健运中焦、利水消肿之功，擅长治疗水湿。血海擅长调血清血、宣通下焦，能够健脾祛湿。足三里是胃经合穴，胃下合穴，能够调理脾胃。丰隆是胃经络穴，联络胃、脾两经，具有和胃健脾，化痰利湿之效。天枢归胃经，为大肠募穴，能够调理肠胃而除湿。以上诸穴相合，调理脾胃之功显著，脾胃健运则湿除，同时，亚急性湿疹病性以实为主，而阳明经多气多血，故选取手阳明大肠经的曲池、合谷，以疏散邪热而安神止痒。关于刺法，《素问·刺要论》曰"病有浮沉，刺有浅深，各至其理，无过其道"，亚急性湿疹病机虽涉及心、脾两脏，但病位主要在皮肤，病位尚浅，故针刺亦浅，选择手法宜轻。同时，依据"实则泻之，虚则补之，不盛不虚以经取之"的原则，亚急性湿疹较急性湿疹而言，正气已伤，邪气渐衰，病性以虚实夹杂为主。因此，以平补平泻为主，得气后均匀地提插、捻转。此外，可在针刺基础上配合火针局部散刺，正如《医宗金鉴》所载"轻者使毒气随火而散，重者拨引郁毒，通彻内外"。亚急性湿疹病邪以心火、脾湿为主，火针能够发散毒火、湿邪。

【良方来源】 王煜明，赵吉平，陈晟，等. 针刺从心脾论治亚急性湿疹的临床观察［J］. 中国临床医生，2013，41（7）：71-73.

【临床疗效】 痊愈9例，显效30例，有效2例，无效3例。痊愈率20%，愈显率89%，总有效率93%。

方16　银屑病——针刺治疗

【取穴方法】　①针刺背俞穴：肺俞、心俞、膈俞、肝俞、肾俞。②皮损局部围刺：选取局部皮损部位。

【使用方法】

1. 针刺背俞穴　患者采取俯卧位，用75%酒精消毒选定处，在肺俞、心俞、膈俞、肝俞处直刺进针0.8寸。在肾俞处直刺进针1.2寸。肺俞采用泻法，心俞、膈俞、肝俞采用平补平泻手法，肾俞采用补法行针，得气后留针30min。

2. 皮损局部围刺　以酒精棉球消毒后，用0.25mm×25mm毫针在距皮损边缘0.2cm处进针平刺，针尖朝向皮损中心，针距为2~3cm（据皮损大小确定），留针30min，出针后按压针孔以防止出血。取边界清楚的斑片状皮损，每周3次，2周为1个疗程，共治疗8周。

【适应证】　银屑病。

【经验体会】　通过针刺背俞穴可疏风清热、活血化瘀、疏通经络、调理脏腑，从而使气血运行通畅，肌肤得以润养。针刺肺俞可起到疏风泄热、固表、调节皮肤机能的作用。心俞靠近心脏，与心脏内外相应，心主血脉，针刺该穴可疏通血脉，行气活血。膈俞为血会，历代医家常用此穴治疗血证。针刺肝俞能畅通气机、行气活血、调节情志。肾为先天之本，针刺肾俞可固养先天，补益正气，扶正祛邪。患处给予围刺可起到局部疏经通络、活血化瘀、促进皮损恢复的作用。现代研究表明，围刺可以有效降低慢性皮肤病患者的血清IgE水平，调节免疫细胞功能，使患者的临床症状得以改善，并能改善免疫反应所导致的炎性因子升高情况。针刺疗法毒副作用较少，且疗效确切，在治疗银屑病方面具有一定的临床推广应用前景。

【良方来源】 介思，武伟，杜位良，等．针刺背俞穴合局部围刺治疗寻常型银屑病40例临床观察［J］．中国民族民间医药，2015，24（16）：61-62．

【临床疗效】 显效（皮损大部分消退，临床症状明显减轻）22例，占55%；有效（皮损部分消退，症状有所改善）14例，占35%；无效（皮损消退不明显，症状未见减轻或反见恶化）4例，占10%。

方17　多汗症——针刺治疗

【取穴方法】 合谷、劳宫、曲泽、三阴交、复溜、大杼、风门、肺俞、厥阴俞。

【使用方法】 采用0.3mm×40mm毫针，背部腧穴均向脊柱方向斜刺，进针深度为0.5～1寸；四肢部腧穴均为直刺，进针深度为0.5～1寸。治疗时嘱患者取俯伏坐位，暴露穴位局部，先泻合谷，后补复溜，其他腧穴行平补平泻手法，得气后留针30min再出针。间隔行针1～2次，1次/天，连续10次为1个疗程，连续治疗3个疗程。

【适 应 证】 多汗症，是由于交感神经过度兴奋引起汗腺过多分泌的一种疾病。

【经验体会】 合谷、复溜配肺俞，以滋心肾，调营卫，固表止汗；合谷透劳宫，配厥阴俞，以补心肾，助卫气；取手厥阴心包经曲泽以治身热；三阴交配复溜以除三阴经湿寒之气；足太阳膀胱经大杼为手足太阳经交会穴，风门为足太阳与督脉交会穴，刺激二穴以激发全身阳气的运行，可达到调和营卫的作用。《素问·长刺节论》说"迫藏刺背，背俞也"，说明背俞是调节人体脏腑功能的要穴，对其进行刺激可起到固本培元，调和气血的作用。

对上胸段背俞穴及四肢肘、膝关节以下腧穴配伍针刺，可疏风宣肺，振奋心阳，使心室外卫心包中的阳热之气由此输入膀胱经，可以增强上焦气化功能。

【良方来源】 逄紫千，王智宇，赵悦彤，等．皮肤交感反应在针刺治疗青年原发性多汗症中的应用［J］．长春中医药大学学报，2018，34（5）：931-932.

【临床疗效】 疗效明显（出汗明显减少，受环境因素影响不明显）10例，占37%；好转（出汗有所减少，但稍热的环境及轻微的运动均可以使汗出量明显增多）14例，占52%；无效（出汗较之前无变化）3例，占11%。

第二节 耳针疗法

耳针疗法是通过针刺耳穴达到防治疾病目的一种方法。中医学认为，十二经脉皆上通于耳，全身各脏器皆连系于耳。现代医学证明，耳郭有比较丰富的神经、血管和淋巴等组织分布，因而当人体某一脏腑或组织器官有异常或病变时，可以通过经络和神经、体液反应到耳郭的相应的穴位上。这些就是利用耳穴诊治疾病的原理。

功效

清热、活血、解毒、散结等作用。

操作方法

选准穴位后，严密消毒。左手固定耳郭，示指托住耳穴部位的耳背，采用捻转进针法，避免刺穿软骨。留针时间的长短，视病情而定。

出针后宜用消毒干棉球压迫片刻。

适应证

扁平疣、寻常疣、神经性皮炎、带状疱疹、皮肤瘙痒症、脱发、银屑病、湿疹、多汗症等。

使用注意

1. 穴位的皮肤区域一定要严密消毒。

2. 不要刺伤骨膜。

3. 有习惯性流产的孕妇应禁针。

4. 发生晕针应及时处理。

技法要点

1. 毫针垂直刺入软骨，以不刺穿对侧皮肤为宜。

2. 若针后患者反映耳壳胀、热、充血、麻、暖流放射传导，皆为良性反应。

3. 出针宜缓退，减少出血。

4. 取穴应少而精，多数是针刺病变同侧耳穴。

5. 皮肤病常用耳穴举例

（1）扁平疣：肺、枕、肾上腺、大肠、内分泌，面颊区。

（2）神经性皮炎：肺、枕、内分泌、肾上腺，相应部位。

（3）脂溢性皮炎：肺、枕、内分泌、脾、肾上腺。

（4）皮肤瘙痒症：肺、枕、神门、下肢、肾上腺、内分泌，上、中、下背。

（5）外阴瘙痒症：神门、内分泌、外生殖器。

（6）荨麻疹、丘疹性荨麻疹：肺、枕、神门、内分泌、肾上腺，荨麻疹区等。

（7）湿疹：肺、内分泌、肾上腺、大肠。

（8）带状疱疹：肺、枕、肾上腺、内分泌，疱疹相应部位。

（9）硬皮病：肺、肝、脾、枕、内分泌、肾上腺、脑点。

（10）痤疮：肺、内分泌、睾丸、肾上腺，面颊区。

（11）多汗症：交感、肺、枕、内分泌、肾上腺，相应部位。

方1 痤疮——耳针疗法治疗

【取穴方法】 主穴：耳穴之肺、肾。配穴：脓疱加心；皮脂溢出较重加脾；大便秘结加大肠；痛经加肝、内分泌；若皮损集中在一区域，取相应的反应点。

【使用方法】 常规消毒后用耳针快速刺入所选穴位，进针深度以不刺入软骨为度。留针15~30min，期间捻转3~6次，隔日1次，30次为1个疗程。亦可贴压。

【经验体会】 研究表明，本法尤以炎性粉刺型痤疮、丘疹性痤疮和脓疱性痤疮效果佳，用于结节囊肿性痤疮和恶病质性痤疮7例均无效。

【良方来源】 徐宜厚.耳针治疗80例痤疮的临床观察［J］.中医杂志，1987，6：32.

【临床疗效】 治疗80例，痊愈62例，显效11例，无效7例，总有效率91.3%。

方2 寻常痤疮——耳尖穴放血治疗

【取穴方法】 取耳尖穴。

【使用方法】 患者正坐，先按摩耳尖穴使之充血后，消毒耳尖穴部。然后将患者耳尖部折叠，持三棱针迅速点刺耳尖穴使之出血，用消毒干棉签擦拭，待出血5～15滴、出血量为0.3～1ml时用棉签按压止血。每次取双侧耳尖穴放血，每3日1次，4次为1个疗程。

【适 应 证】 寻常痤疮。

【经验体会】 "实则泻之"，通过耳尖穴放血达到通瘀、排出热毒的目的。

【良方来源】 唐中生. 耳尖穴放血治疗寻常性痤疮76例疗效观察［J］. 贵阳医学院学报，2008，2：33.

【临床疗效】 76例患者，治愈64例，好转10例，未愈2例。

方3 黄褐斑——耳针治疗

【取穴方法】 耳穴：面颊区、肺、内分泌、皮质下、内生殖器、肾、心、神门。

【使用方法】 每次选穴5～6个，耳郭做常规碘酊或酒精消毒后，用0.5寸30号不锈钢针在选好的穴区内寻找敏感点，然后快速刺入至软骨膜得气后，留针30min，每10min行针1次，两耳交替使用，隔日1次，10次为1个疗程，同时配合口服维生素E、维生素C，早晨喝一杯白开水，夜晚喝一杯蜂蜜水。

【适 应 证】 黄褐斑。

【经验体会】 调和气血，疏通经络，活血化瘀，再配合维生素E、维生素C，氧化还原，抗衰老，使黄褐斑得到根本治疗。

【良方来源】 陈天芳. 耳针为主治疗黄褐斑36例［J］. 实用中医内科杂志，2006，3：20.

【临床疗效】 36例患者经以上方法治疗，治愈25例，好转8例，无效3例。总有效率91.7%。

方4　荨麻疹——耳针治疗

【取穴方法】　神门，耳穴之肺、枕、内分泌、肾上腺，对因风邪外袭引起发病者加风池穴，对因胃肠积热引起发病者加耳穴之胃、大肠、小肠。

【使用方法】　急性荨麻疹常采用毫针刺，选穴部位进行常规消毒，用0.3mm×12mm耳毫针双耳或单耳交替刺治，1日1次，中强度刺激，留针30min，留针期间2次捻针。慢性荨麻疹常先采用耳尖穴刺出血后，用手指压丸法，每3日1次，用手指按压埋丸处，1日4～6次，1次2min，单耳或双耳交替。

【适 应 证】　荨麻疹。

【经验体会】　疏风泄热、消肿止痒。根据中医辨证原则，采用耳针治疗本病，疗效满意，且方法简便，经济实用。

【良方来源】　王树春. 耳针治疗荨麻疹35例［J］. 中国实用乡村医生杂志，2011，3：18.

【临床疗效】　35例患者经上述治疗后，痊愈30例（其中急性15例均当次或次日痊愈），占85.7%；显效5例，占14.3%。总有效率100%。

第三节　火针疗法

火针疗法是用火烧红的针尖迅速刺入穴内，治疗疾病的一种方法。因其操作简便，疼痛小，疗效可靠，越来越受到广大患者的欢迎。

功 效

温经散寒，通经活络。

操作方法

1. 选择针具 一般用较粗的不锈钢针，如圆刺针或24号2寸长不锈钢针。也有用特制的针具如弹簧式火针、三头火针及钨合金所制火针、电火针、高频电针等。弹簧式火针进针迅速，易于掌握进针深度；电火针则易于掌握温度；三头火针多用于雀斑、色素痣、疣的治疗。

2. 烧针 将火针放置于酒精灯上烧红，烧针的长短与刺入的长短相一致。

3. 刺法 消毒皮肤后，用紫药水或碘酊标明病变部位，然后将烧红的火针对准所刺部位，迅速而准确地刺入和退出，最后用消毒棉球按压针孔。具体刺法分为深刺法和浅刺法。

适应证

神经性皮炎、瘰疬、鸡眼、痣、疣、痈、疽、疖、多发性毛囊炎、汗管瘤等。

使用注意

1. 一般头面部疾患使用火针要仔细，避免刺得过深，留下瘢痕。

2. 针刺后皮肤产生的红晕或红肿未能完全消失时，应避免洗浴，防止感染。

3. 针刺后局部发痒，避免搔抓，防止留下瘢痕。

技法要点

1. 深刺法 要求动作准确，迅速。防止刺伤血管及神经等组织。

如需要排脓则选择粗针，如用于消肿则选择细针。深刺法适用于治疗痈疽、瘰疬等。

2. 浅刺法 要求将烧红的火针轻轻在表皮上叩刺，用力均匀，稀疏，不可用力过猛或忽轻忽重。浅刺法适用于治疗疣痣、顽癣等。

方1 银屑病——火针治疗

【取穴方法】 穴位为华佗夹脊穴、委中、曲池。每次针双侧穴位。

【使用方法】 针具选用直径为0.5mm的不锈钢针，用酒精灯烧通红后刺入约1mm深，迅即出针。针前常规消毒，用紫药水做穴位标记。10日针1次。第一次针时，先小范围试针，10日后未出现同形反应者，再针全部穴位。3次为1个疗程。1~3个疗程后，判定疗效。治疗期间忌食辛辣食物及饮酒，保持大便通畅。

【适 应 证】 银屑病。

【经验体会】 中药加火针组治疗静止期银屑病较单纯用中药治疗疗效明显，有非常显著性。

【良方来源】 李永海. 火针与中药治疗银屑病109例疗效观察[J]. 北京中医，1996（2）：44.

方2 鸡眼——火针治疗

【取穴方法】 阿是穴（局部皮损区）。

【使用方法】 踝管内胫神经阻滞麻醉，足底皮肤常规消毒，点燃酒精灯，右手持中粗火针（直径为0.8mm）。用酒精灯的外焰将针烧至红白发亮时，对鸡眼正中快速刺入，深达根底部至针下有落空感为宜，然后快速拔出。若鸡眼较大者，可用火针在病灶周围向根底做多向透刺。如果一次因火针退火不能针透，可将火针再烧红进行第二次透刺，不可用退火的针硬刺。治疗后的当天，嘱患者不洗脚，保持足部清洁干燥。在治疗后鸡眼处有角质物顶出属正常现象，如影响行走，可用热水泡脚后，用毛巾擦拭或用手抠掉死皮，但不可伤及正常皮肤。两星期后若仍有压痛可进行第二次治疗。

【适 应 证】 鸡眼。表现为患处皮厚增生，其根深嵌入肉里，顶起硬结，形似鸡眼，行走挤压时痛甚。

【经验体会】 火针治疗鸡眼具有软坚散结，祛腐生新之功效。火针的高温使得被刺局部组织及血浆蛋白迅速凝固，皮肤血管组织相继形成瘢痕，破坏病灶局部血液循环，从而切断增生组织的营养供应，阻断鸡眼生发点的再生能力，使其自动坏死脱落。通过临床观察总结，操作时必须准确确定发生点位置，其点刺的准确度和深度为取效关键。不宜过深或过浅，过深导致正常组织的破坏且易出血，过浅则不能直接破坏胼胝发生点。由于火针是经过加热烧红后刺入人体的，其消毒很彻底；又因为火针能激发人体的防御功能，所以火针引起感染的可能性很小，针后不需要特殊处理。

【良方来源】 帅记焱，余杰，黄小红. 火针治疗多发性鸡眼31例［J］. 上海针灸杂志，2008，27（9）：17.

【临床疗效】 1次治愈29例（93.5%），2次治愈2例（6.5%）；治愈率100%。

方3　寻常疣——火针治疗

【取穴方法】　阿是穴（局部皮损区）。

【使用方法】　根据疣体大小选用单头火针或多头火针，局部以75%酒精常规消毒，将针尖在酒精灯上烧红，迅速刺入寻常疣疣体，随即迅速出针，用消毒干棉球擦拭针孔。进针深度以刺到疣体之基底部、破坏疣体的神经血管组织为限。疣体小者刺1针即可，疣体大者可刺数针。治疗时先刺最大或最早出现的疣体，再刺较小或出现较晚的疣体。1周治疗1次，如治疗1周后疣体未脱落则行第2次治疗。

【适应证】　寻常疣。

【经验体会】　寻常疣是一种常见病、多发病，中医学认为，本病的发生是因气血失和，皮肤肌腠不密，风热毒邪乘虚侵袭，蕴阻于经络肌腠，搏于肌肤，凝聚而成；或因怒动肝火，肝旺血燥。火针具有活血和血、软坚解毒之功，邪毒与气血凝聚之疣体被火针刺后，血和气行，邪祛毒解，坚软结散，从而使赘疣消而新肌生。另外，火针的高温直接灼伤疣体组织，切断疣体血供，致局部血栓及无菌性炎症反应，最后结缔组织增生、纤维化，直至其萎缩消退。火针不仅对母疣有效，还可通过神经体液传递作用于子疣（较小或出现较晚的疣体），致其局部缺血或栓塞，使疣体变性坏死，火针治疗寻常疣的疗效确切。一般小疣体治疗1次即可，疣体7~10日可脱落，疣体大者治疗3~4次。

【良方来源】　肖红丽，李东海，孙乐栋，等. 火针治疗寻常疣300例临床观察［J］. 新中医，2010，42（8）：110-111.

【临床疗效】　痊愈（疣体全部脱落）267例，显效（疣体消退≥80%）23例，有效（50%≤疣体消退<80%）10例，无效（疣体消退<50%）0例，总有效率100%。

方4　扁平疣——火针治疗1

【取穴方法】　阿是穴（局部皮损区）。

【使用方法】　先用挑剥手法将增厚的扁平疣皮损角质剥离干净，再用斜针燔灼手法将疣基底部的表皮细胞凝固干燥并杀灭残余病毒。要求针法快着快退以减轻疼痛，同时把握既除尽病灶又不造成多余创伤（不扩大范围，不灼伤过深）。火针施术完毕，创面即涂擦消炎露或红霉素眼药膏预防感染。

【适 应 证】　扁平疣。

【经验体会】　火针疗法简便易行，一次性治愈，不复发；器具灵巧，操作可控性强，能进行微创操作，刺激性、创伤性、疼痛性、后遗症均较轻。

【良方来源】　陈友义．火针疗法治疗扁平疣临床总结［J］．福建中医药，2008，39（3）：26.

【临床疗效】　所有病例火针施术后，创面干燥，不渗水不出血，次日成痂，3～7日脱痂。1个月后90%的病例见不到创伤印迹，皮肤光滑无痕；但有10%的病例因皮肤色素沉着及再生修复力差，存在暗印现象，经涂擦脱色剂或激光治疗可退除。手背部位大多会有明显疤印，需6～12个月才能修复，应予注意。经过一次火针治疗的扁平疣皮损原位置无复发现象。

方5　扁平疣——火针治疗2

【取穴方法】　阿是穴（局部皮损区）。

【使用方法】　皮损常规消毒后选用盘龙细火针（直径0.5mm）在酒精灯上烧至发白之后，垂直快速点刺疣体顶部。疣体小点刺1针即可；疣体大则需要在周围再围刺，不可过深，以不超过皮损基底部为宜。对时间较长、疣体较大，或用前法效不佳者可运用烙刺进针法，即用火针头轻触皮肤后进行烙熨，将突出于皮肤表面的疣体刮除，刮除疣体时应以皮损不出血为度。火针治疗结束后在距皮损3cm处悬灸，使局部皮肤有灼热感，时间15min。术后3日不沾水，一般治疗后第2日开始结痂，结痂期勿用手抓，让痂壳1周后自行脱落，痂壳掉后疣体未消失则再次治疗。

【适 应 证】 扁平疣。

【经验体会】 火针疗法的具体优势体现在：①与其他中医外治方法比较，火针更直接作用于疣体，使皮损迅速消退，病灶清除彻底；②促进结痂，缩短皮肤修复时间；③火针起外治效果的同时，可将火热导入人体，激发经气，具有全身治疗作用，从而达到内外同治；④尤其适用于病程长、皮损高出皮面、色素深的患者，对经过药物内服外用多次治疗无效的患者同样有很好的疗效；⑤虽未与西医物理治疗方法直接对比，但其可控性强、损伤小、修复快的优点是很明显的；⑥开展本技术所需材料简单，治疗成本也低，所具有的经济学优势更显而易见。

【良方来源】 陈纯涛，张颜，黄蜀. 火针治疗肝郁痰凝型扁平疣疗效观察［J］. 上海针灸杂志，2009，28（9）：526-527.

【临床疗效】 总有效率达95.8%。

方6 面部化脓性疖——火针烙法治疗

【取穴方法】 阿是穴（脓肿白色脓头）。

【使用方法】 患者取仰卧位，遮住双眼。常规消毒局部，使用蚊式钳夹住并点燃酒精棉球后，烧红三棱针尖部。一手固定脓腔，另一手持烧红尖部的三棱针，直烙疖肿的白色脓头处，三棱针烙入脓腔后，阻力突然消失，有刺空感，随后拔出三棱针，脓液随之流出，用无菌棉球擦干脓液后，外敷地榆油纱条，再用无菌纱布及医用胶布固定。排脓后一般不需要服药，创面每日用地榆油纱条换药1次，3日后局部红肿消退，用蚊式钳伸入脓腔，取出脓栓，继续用地榆油纱条换药，每日1次。

【适应证】　面部化脓性疖。

【经验体会】　火针烙法排脓古称"燔针焠刺"，是用来治疗体表脓肿的一种古老方法，以"给邪以出路"为中医理论根据。烙脓时火针烧红作用有三：一是针具在高温下消毒灭菌；二是以针代刀，穿破脓腔以引流；三是止血作用，烧烙局部小血管，防止出血。面部化脓性疖属于中医"颜面疔疮"范畴，特征是疮形如粟，坚硬根深，形成脓块。如果早期失治，或过早切开，或扩大创面，或挤压碰伤处理不当，均会造成毒邪扩散，尤其是面部危险三角区等处容易发生化脓性海绵状静脉窦炎、眼部及周围组织炎。常规切开引流，因病灶在面部，术后留疤，影响容貌，患者不愿接受。火针烙法排脓，局部损伤小，不破坏面部脓肿壁的防御功能，防止了毒素和细菌进入血液循环，避免了疔毒走黄的发生，有不出血、引流通畅、瘢痕小、不影响容貌、操作简便、疗效可靠的优点，值得推广。

【良方来源】　胡承晓，矫浩然，李云平. 火针烙法治疗面部化脓性疖35例［J］. 中国针灸，2007，27（9）：648.

【临床疗效】　35例患者全部痊愈，局部红肿热痛消失，创面愈合。时间最快5日，最慢12日，平均愈合时间7.5日，局部创面留有小米粒大小瘢痕。

方7 丹毒——火针刺络放血治疗

【取穴方法】 阳性血络。

【使用方法】 三棱火针刺络放血：刺血前，先于病灶部皮肤周围寻找阳性血络，即紫暗色充盈的小静脉。寻找阳性血络可遵循3个共同特点：①病程较长，一般超过3年；②血络颜色深，呈紫黑色或紫红色；③血管充盈，高于皮肤。用碘伏、酒精消毒局部皮肤，随之以三棱火针烧针以消毒针具，采用缓刺法刺阳性血络。每次选取二三处，当刺中该瘀滞日久且充盈的静脉（阳性血络）时，出血常呈抛物线形向外喷射，至出血颜色变浅后血可自止。每周治疗2次，一般治疗3次左右，阳性血络就可恢复正常。

粗火针密刺放血：三棱火针刺络放血后，需要再用碘伏常规消毒局部皮肤，复取粗火针于酒精灯外焰上烧针，针身烧针长度与刺入的深度相等。待针身烧至通红后，对准病灶部位快速刺入，大多采用密刺法，即根据病灶皮肤面积，每隔2cm刺1针，深度为0.5~1cm。针后常见黄色组织液和深色血液流出，出血时勿压迫止血，待血自止。多数患者可在治疗后1~3日内仍有少量组织液渗出，为正常现象，不必停止治疗，嘱其自行用碘伏消毒患处即可，该现象随病情好转会逐渐消失。每周治疗2次，后可根据病情好转改为每周1次。针后2日内勿洗患处，同时忌烟酒及辛辣、鱼腥食品。

【适应证】 丹毒。

【经验体会】 本病多因外受火毒和血热互结，蕴阻于肌肤，不得外泄所致。中医上血乃有形之物，气必须以血为基础。基于此，贺普仁教授提出了"以血行气"的刺络放血法，以强令血气经脉通行。《灵枢·小针解》指出"菀陈则除之者，去血脉也"，即凡瘀滞过久的疾病，均可用刺络方法治疗。《素问·调经论》也有"血有余则泻其盛经，出其血"的说法。火针刺络放血治疗下肢复发性丹毒是"强通法"与"温通法"的成功结合。

【良方来源】 李岩，周震，刘保红，等. 火针刺络放血治疗下肢复发性丹毒28例［J］. 中国针灸，2008，28（1）：60.

【临床疗效】 28例患者全部治愈，全身及局部症状消退，白细胞计数恢复正常。针刺最少5次，最多16次。随访1年，无复发。

方8 结节性痒疹——火针治疗

【取穴方法】 阿是穴（局部皮损区）。

【使用方法】 用火针在酒精灯上烧至通红发白，快速刺入皮损，深度至皮损基底部为度，每一个结节都须点刺，有渗液者用棉签蘸干后再用火罐对皮损进行闪罐治疗，留罐5min起罐，通常会有血水混合的渗出液渗出，再用棉签蘸干即可。5日治疗1次，一般6次为1个疗程。中药熏蒸治疗：采用全舱式熏蒸仪进行中药熏蒸，具体中药处方根据患者皮损情况、舌象、脉象等情况辨证施治。总体以清热除湿、软坚散结、活血化瘀、止痒为原则。每5日1次，1次30min，温度控制在35℃左右，患者出汗为佳。一般采取第1日中药熏蒸，次日进行火针治疗，每隔5日1次，6次为1个疗程。治疗1个月后皮损基本痊愈，如反复者再用上述方法治疗直至治愈。

【适 应 证】 结节性痒疹。

【经验体会】 火针的热效应能改善微循环，有利于炎症和代谢物的吸收，达到增强免疫力、消炎的作用。

【良方来源】 聂巧峰. 中医火针加中药熏蒸治疗结节性痒疹

96例疗效观察［J］. 实用中西医结合临床，2011，11（5）：42–43.

【临床疗效】 总有效率达94.8%。

方9 外阴白斑病——火针治疗

【取穴方法】 阿是穴（局部皮损区）、蠡沟、血海、三阴交。

【使用方法】 取阿是穴，以粗火针，用速刺法，点刺局部皮损处致出血，并在病变外缘给予当归注射液2ml、维生素B_{12} 2ml混合药液注射于皮下。同时用九六补法以毫针平刺蠡沟、血海、三阴交。每周治疗2次（经期停止治疗）。

【适 应 证】 外阴白斑病。本病是一种细胞发生病损引起的疾病，由于细胞的病变，无法从体内吸收营养，造成患者的身体抵抗力和恢复力下降，多年的患病导致了患者的各种妇科疾病的伴发，如皮肤表面的硬化、粗糙、瘙痒、溃疡、皲裂等，重度患者还伴发有外阴的萎缩或增生。

【经验体会】 传统医学认为本病系肝肾不足，精血亏虚，肝失条达所致。因肝为刚脏，喜阴血滋柔与充养，肝血足则肝脉通畅，气血循经荣养外阴，若精血不足，肝失所养，肝脉不通，经气不能荣于外阴，则见局部肤色变白、萎缩。从经脉循行看，足厥阴肝经之脉入毛中，过阴器，是与外阴联系最密切的经脉。所以治疗上应以肝经为主，以针刺肝经之络穴蠡沟、脾经之血海和三阴交，调肝、脾、肾经之气，畅达气机。用火针的温通以活血行血，温阳益气，从而改善局部气血运行，使经络畅通，缓解麻木，治疗瘙痒，活血止痛，同时火针直刺病灶，其刺激量大，刺激时间长，故而能加速病变处血液循环及新陈代谢，以达血行风自灭的治疗目的。本法促进了病灶局部的血液循环，增强了局部的抵抗力，改善了营养状况，是治疗本病的有效方法之一。

【良方来源】 赵秀敏，孙彩卿. 火针围刺治疗外阴白色病变[J]. 中国实用医药，2007，19（2）：98–99.

方10 湿疹——多头火针围刺治疗

【取穴方法】 阿是穴（局部皮损区）。

【使用方法】 常规消毒，医者手持多头火针在酒精灯上烧红热，迅速点刺皮损区，先根据皮损区大小在边缘围刺一周，然后点刺中间的丘疹、水疱，疱破液出为度。隔日治疗1次，5次为1个疗程，疗程间休息1周，4个疗程后观察疗效。

【适 应 证】 湿疹。

【经验体会】 中医认为湿疹多因风湿热邪，外蕴肌肤而发病。火针治疗湿疹取其泻湿热、散瘀结、通经止痒之功。一般经1～2次火针点刺后瘙痒明显减轻。

【良方来源】 潘小霞. 多头火针围刺治疗湿疹[J]. 中国针灸，2003，23（4）：220.

【临床疗效】 治疗45例，病程最短1周，最长12年，大多为1～3年。结果45例全部有效，其中显效19例（42.2%），有效26例（占57.8%）。

方11 湿疹——火针联合冰黄肤乐软膏治疗

【取穴方法】 阿是穴（局部皮损区）。

【使用方法】 常规消毒后，选用直径0.5mm的盘龙火针在酒精灯外焰烧至通红或发白，垂直迅速点刺皮损，深度以不超过皮损基底部为宜，间距约5mm。针完消毒后，外用冰黄肤乐软膏均匀涂抹于皮损处。每日2次，隔4日治疗1次，治疗3次为1个疗程。两个疗程后观察疗效。

【适应证】 湿疹。

【经验体会】 冰黄肤乐软膏是一种纯中药外用制剂，其成分为大黄、姜黄、硫黄、黄芩、甘草、冰片、薄荷脑，主要用于治疗湿疹、神经性皮炎以及各种瘙痒性皮肤病。由于慢性湿疹皮损呈苔藓样变，单独使用冰黄肤乐软膏难以渗透，故与火针联合应用，既发挥了火针开门祛邪、止痒作用，促进皮损变薄，还可借火针点刺后的针孔，帮助药物渗透，从而达到快速止痒、快速消除皮损的目的。两者合用，相得益彰，从而发挥较好疗效。在治疗期间，施术部位3日内勿清洗，以防感染；忌食肥甘、鱼腥、辛辣等刺激性食物，以免使邪气更盛，加重病情。

【良方来源】 廖欢，黄蜀，吴艳，等. 火针联合冰黄肤乐软膏治疗慢性湿疹50例［J］. 中国针灸，2007，27（11）：796.

【临床疗效】 治疗2个疗程后，50例患者中痊愈30例，占60.0%；好转19例，占38.0%；无效1例，占2.0%。有效率达98.0%。

方12 痤疮——火针治疗

【取穴方法】 大椎、肺俞、膈俞、胃俞、大肠俞。

【使用方法】 患者取伏卧位，暴露背部，穴位处作常规消毒后，取三棱针在酒精灯上将针尖烧红，迅速点刺各穴。隔日治疗1次，3次为1个疗程。

【适应证】 痤疮。

【经验体会】 痤疮是一种临床常见的皮肤病，中医称"肺风粉刺"，其病因病机较为复杂。中医认为，其病机主要为肺胃积热上蒸或嗜食辛辣食物，湿热内蕴，气血凝滞，毒邪外发肌肤而成。取督脉经穴大椎，以督脉统率诸阳，大椎又是诸阳之会，泻大椎以疏泄阳邪火毒。肺俞、膈俞、胃俞、大肠俞为肺、膈、胃、大肠在人体背部的俞穴，肺和大肠相表里，生理上相互联系，病理上相互影响，治疗上相互协调，火针针刺，可贯通肺气，清泻肺胃之热。膈俞为八会穴之一，又能沟通上、中、下三焦，"气有余便是火"，泻膈俞，可导热下行，泻人体之火，并排出体外。

【良方来源】 丁原全，董瑞祥，张信. 火针治疗痤疮50例［J］. 中国针灸，2000（2）：84.

【临床疗效】 治愈31例（62.0%），好转18例（36.0%），无效1例（2.0%）。有效率98.0%。

方13　痤疮——电火针治疗

【取穴方法】 肺俞、膈俞、肾俞。重者加风门，极重者再加胃俞。

【使用方法】 用电火针刺上述腧穴3～5mm深，必须速刺疾出。针刺后可不做任何处置，亦可涂绿药膏或京万红软膏于针孔处。嘱3日内针孔处不能洗浴。5～7日针治1次，4次为1个疗程。电火针治疗期间，停用其他医治痤疮的疗法。

【适 应 证】 痤疮。

【经验体会】 中医又称痤疮为"肺风粉刺"，其病因是"肺胃蕴热"。肺主皮毛，故肺俞穴必取；该病的病因病机是肺胃蕴热，上熏颜面，血热瘀滞而成，故必取血会膈俞。据现代医学研究，膈俞对内分泌、免疫系统均有调节作用。中医学认为肾主生殖，痤疮患者雄性激素分泌过多，故取肾俞能调节之。因痤疮是"肺风粉刺",又加风门。再因是"肺胃蕴热",又加胃俞。研究表明,电火针治疗痤疮疗效明显可靠。

【良方来源】 孙福顺,王树春,王延龄,等.电火针治疗痤疮52例临床观察［J］.辽宁中医杂志,2006,33(7):865.

【临床疗效】 痊愈(经治疗后,丘疹全部消失)42例;好转(丘疹减少2/3以上或丘疹缩小者)10例;无效(经过3个疗程治疗,丘疹未减少或缩小者)无。总有效率为100%。

方14 冻疮——火针治疗1

【取穴方法】 阿是穴。

【使用方法】 常规消毒,再以75%酒精脱碘;选用23号火针,医者以右手拇指、示指持针柄,左手持一盏点燃的酒精灯,靠近施术部位,再将针身置于酒精灯上烧至通红,迅速对准穴位垂直点刺1～5分(1分≈0.33cm),速进速退,出针后,用无菌干棉球按压针孔,以减少疼痛,并防止出血。隔日治疗1次,10日为1个疗程。

【适 应 证】 冻疮。表现为手背、足背、耳郭、面颊等部位出现红肿发凉、瘙痒疼痛,甚至以皮肤紫暗、溃烂为主要表现的疮疡类疾病,好发于冬天。

【经验体会】 冻疮是由于寒冷的刺激,使局部气血阻滞不通发生瘀血所致。冻疮局部在温水中泡或火炉上烤时有痒感、痛感、灼烧感,严重者还可继发感染,甚至每到冬季复发。故以局部穴位为主采用火针疗法。穴位的选择是根据《灵枢·经筋》中"在燔针劫刺,以知为数,以痛为腧"的原则,故取阿是穴为主。所选用的火针具有温经逐瘀散寒,通经活络的作用。正如《素问·举痛论》所言"寒气客于脉外则脉寒,脉寒则缩蜷，缩蜷则脉绌急，绌急则外引小络，故猝然而痛，得热则痛立止"。

【良方来源】 余利忠. 火针治疗冻疮40例［J］. 上海针灸杂志，2007，26（9）：29.

【临床疗效】 40例患者中痊愈31例，好转8例，无效1例，痊愈率77.5%，总有效率为97.5%。

方15　冻疮——火针治疗2

【取穴方法】 中脘穴。

【使用方法】 患者取仰卧位，常规消毒中脘穴处皮肤，然后将20~22号粗针（火针）尖部在酒精灯上烧红，快速直刺入中脘穴（深0.8~1.2寸），立即出针，用消毒敷料包扎，3日内禁止洗浴以免感染。

【适 应 证】 冻疮。

【经验体会】 中医认为冻疮与先天禀赋不足、元气虚弱有关，主要病机为阳气不达，寒气侵袭，气血凝滞所致。中脘是奇经八脉之一任脉上的穴位，又为足阳明胃经之募穴和八会穴之一的腑会穴，故中脘穴处阴经而汇阳经之精气，对人体气血阴阳之平衡和脾胃功能有重要的调节作用。火针刺治中脘穴，具有刺激量大，作用时间持久，针感深透之特点，可达益胃健脾、温经散寒、活血通络之效。现代研究表明：针刺中脘穴，可使胃蠕动加强和空肠黏膜皱襞增厚、增密，从而加强营养物质的消化与吸收，以利于冻疮的痊愈。

【良方来源】 孙治安，王凤艳. 火针治疗冻疮64例临床观察［J］. 中国针灸，2000（9）：524.

【临床疗效】 以针刺后冻伤处皮肤肿块消失，糜烂愈合，且无疼痒感为治愈。其中1次治愈者48例，占75%；3次治愈者10例，占16%；针刺后症状略轻或第2年复发者6例，占9%。

方16　瘙痒性皮肤病——火针治疗

【取穴方法】　阿是穴（局部皮损区）。

【使用方法】　患者取卧位，医者坐于患者近旁，充分暴露皮损部位，选好进针点。左手持酒精灯，尽可能接近施术部位，右手拇指、示指、中指持针柄，置针于火焰烧至发白。烧针后右手持针迅速垂直刺入皮损内，迅速拔出，不做留针。每针深度控制在5mm内。每针间隔0.5cm。出针后，使用消毒干棉球轻按针孔，严禁揉搓，以防出血。火针治疗后不要搔抓点刺处；点刺处24h内不要沾水，以局部红晕完全消失为度；不要污染局部；如局部微红，一般为火针后正常反应。7日1次，连续4次。

【适 应 证】　瘙痒性皮肤病。指以瘙痒为主要表现的皮肤病。

【经验体会】　火针疗法是用特制的针具经加热烧红后，刺入人体的特定腧穴或部位，从而达到治疗目的的一种针灸方法。据相关研究报道，火针作用机制可能涉及精神因子、大脑皮层第二兴奋灶等多种因素。

【良方来源】　刘毅，王津，唐海燕，等. 火针治疗瘙痒性皮肤病的临床疗效观察［J］. 中国临床研究，2010（2）：71.

方17 白癜风——火针点刺治疗

【取穴方法】 阿是穴（局部皮损区）。

【使用方法】 患者取舒适位，裸露患处。先用75%酒精常规消毒患处及周围皮肤，再用2%利多卡因作患处周围皮肤局部麻醉，同时嘱他人点燃酒精灯，将1根尖头火针针头置于酒精灯火焰中加温至火红色。待患处局部麻醉生效后，即均匀点刺患处，另将第2根火针加温备用。当第1根火针温度明显下降时，迅速更换第2根火针进行点刺。5～7日治疗1次，10次为1个疗程。

【适 应 证】 白癜风。

【经验体会】 白癜风是一种常见局限性色素脱失性皮肤病。病因尚未完全明了，可能是自身免疫致使黑素细胞被破坏所致；或是神经学介质抑制多巴反应的结果；也有认为黑素细胞被它自身所形成的黑色素前体的毒性作用破坏；或者与接触某些外源性化学物质及遗传因素有关。临床表现为皮肤乳白色素脱失斑，界线清楚，且好发于面、项、手、背、前臂等暴露部，严重影响了患者外表形象，导致其心理障碍，而且目前尚无满意疗法。有研究在热效应能改善微循环的理论基础上，采用火针点刺治疗白癜风，借用火针热力通过皮肤神经的调节作用，促使皮损区微循环加快，有利于皮损区黑素细胞形成；有利于调节免疫功能，减少黑素细胞自毁；有利于加速皮损区的萎缩与更新代谢；有利于皮损区的正常皮肤延入。

【良方来源】 修猛刚，王大芬. 火针点刺治疗白癜风80例［J］. 中国针灸，2005，25（4）：251.

【临床疗效】 治愈（治疗后患处皮肤恢复正常肤色，随访2年无发作者）58例，占72.5%；有效（治疗后皮损范围明显缩小或接近正常肤色，随访2年无发作者）22例，占27.5%。

方18 急性淋巴管炎——火针法治疗

【取穴方法】 "红线"顶端。

【使用方法】 取直径0.5～1mm不锈钢针1枚，酒精灯火焰上烧红，对准穴位快速刺入，深0.3～0.5cm，待患者感到疼痛时，针已拔出。一般刺3～5针，使患者感觉痛者不痛，痒者不痒为度。肿势范围较大者，可在肿块周围围刺，每处只刺1针，一般不超过5针。对于"红线"粗硬，压痛者，可在"红线"上戳刺，每处1针，最多不超过3针。针刺结束后，局部用酒精棉球消毒，敷上黄连素软膏，外用敷料固定即可。

【适 应 证】 急性淋巴管炎。

【经验体会】 火针具有拔毒除湿，解郁散火，疏通经脉等作用。用于"红丝疗"的治疗，颇有效验。

【良方来源】 吴农荣. 火针治疗急性淋巴管炎18例［J］. 新中医，1988（3）：34.

【临床疗效】 18例均1次治愈。

方19 痤疮——火针治疗

【取穴方法】 局部阿是穴和背部腧穴。

【使用方法】 点刺皮损局部（阿是穴）：暴露面部皮损部位，选好进针点，常规消毒后用盘龙细火针（直径0.5mm），在酒精灯上烧红至发白之后，垂直快速点刺皮损顶部。若皮损为丘疹、黑头、脓疱，常点刺一下即可，稍加挤压把皮疹上的黑头粉刺或脓疱分泌物、脓栓、脓血清除；若为结节坚硬者，则应在其中心和周围多处点刺，其深度以针尖透过皮肤病变组织，刺入结节中部为宜；若为囊肿，刺破囊壁时则有落空感，然后用棉签轻轻挤出囊内容物。无论何种皮损，都应先浅后深，且深度尽量控制在2mm内。一般治疗后第二天开始结痂，切勿用手抓，让痂壳5日左右自行脱落，若痂壳脱落后皮损未消失则再次治疗。5日1次，3次为1个疗程。

点刺背部腧穴：常规选肺俞、膈俞、脾俞。热重者加大椎，便秘者加大肠俞，月经不调者加次髎。皮肤常规消毒后，取火针在酒精灯上将针尖烧红后，迅速直刺各穴，每穴点刺3下，深度控制在5mm内，5日1次，3次为1个疗程。

【适应证】 痤疮。

【禁忌证】 有心、肝、肾器质性疾病，糖尿病，高血压病，瘢痕体质者，孕期、经期、哺乳期妇女以及不愿意接受火针治疗者。

【经验体会】 痤疮，中医又称为粉刺，认为多由风热之邪客于肺经，阻滞经络导致气血郁滞，阻于颜面肌肤而发。日久则热毒阻滞经络，生痰生瘀，痰热瘀结而致囊肿、结节。现代医学认为痤疮的发病机制是雄性激素分泌过多，使皮脂分泌亢进，同时毛囊漏斗部及皮脂腺导管角化导致皮脂排泄障碍而潴留，加之痤疮丙酸杆菌作用而形成。

膀胱经为脏腑之俞聚集之处，多气多血之经，故常选肺俞、膈俞、脾俞作为背部火针治疗主穴。肺主皮毛，选肺俞以宣通肺气、清泻上焦郁热；膈俞为血会，刺膈俞以清泄血热；脾主肌肉，刺脾俞以健运化湿、促进皮损修复。面部皮损的火针治疗，可以疏畅浅表之经络气血，使积热外泄，软坚散结，促进局部皮肤新陈代谢。有研究经长期临床观察发现，痤疮的局部火针治疗具有以下几方面优势：①直接作用于毛囊，使毛囊口开放，皮脂炎性物排出，促进炎症的消退；②对痤疮杆菌等微生物有直接杀灭作用，且直接破坏其生存环境；③对结节囊肿型痤疮可直接刺破增厚的囊壁，或破坏增生的结缔组织，表现出祛腐生新的卓越功效；④防止或减轻瘢痕形成，促进皮肤修复、新肉再生。

从治疗结果可以看出，火针对各型痤疮、皮损均有显著疗效。综合目前报道，对丘疹、黑头、脓疱型痤疮的治疗，中西内服外用药物，只要运用得当，也可达到相同效果。但结节囊肿型痤疮是由于炎症进一步加深加重而成，其皮肤损伤部位较深，而药物作用力度较小，故临床治疗较为棘手，至今使用的激光、冷冻、药物封闭、手术刮除等物理疗法，都有损伤大的副作用。而作为传统中医外治法之一的火针，集毫针、艾灸之功效于一身，既有散结、敛疮、排脓等局部作用，又有清热、除湿、通络等全身效应。点刺局部阿是穴能使皮损很快消退；点刺背部腧穴则排出血热，有效地预防和控制痤疮新发、复发，达到表里兼顾、标本同治的效果。基于以上原因，有学者认为结节囊肿型痤疮可作为火针治疗痤疮的最佳适应证。需要强调的是，治疗后各种注意事项也是保证疗效良好的前提：①禁用任何化妆品，术后3日不可沾水，避免日晒，结痂后不要搔抓痂壳，待其自然脱落；②饮食要清淡，富有营养，多食新鲜水果蔬菜，禁食辛辣、甘甜、腥膻等物；③保持心情愉快、大便通畅，注意休息。

【良方来源】　陈纯涛. 火针治疗痤疮1 148例［J］. 中医外治杂志，2006，15（1）：38-39.

方20　神经性皮炎——火针、针刺治疗

【取穴方法】　病变局部，血海，风池，翳风，膈俞，胃俞，曲池。

【使用方法】

1. 火针　消毒皮损处后将细火针用酒精灯烧红，然后迅速刺皮损局部，刺入1~2mm迅速出针，依皮损大小可点刺数针或数十针，1周2次。

2. 针刺　先毫针刺血海，得气后捻针1min出针，然后俯卧位刺风池、翳风、膈俞、胃俞、曲池，留针30min，1日1次，逢周六、日休息。

治疗期间停用一切西药如地奈德乳膏、曲安奈德贴膏，并疏导患者令其保持心情平静。火针后不可用酒精、肥皂等刺激物擦、洗患处，忌食辛辣及鱼虾。

【适应证】　神经性皮炎。

【禁忌证】　糖尿病及凝血功能障碍者。

【经验体会】　中医认为本病多因情志不遂、肝郁不舒，致气血运行失调，凝滞于皮肤，日久耗伤阴血，血虚化燥生风所致，用火针点刺局部取火针的祛风止痒作用，另火针性质温热，温通能散，所以又兼化滞祛瘀的功效。毫针刺风池、翳风、曲池以祛风止痒，刺膈俞、血海和血止痒，刺胃俞调和中焦，气血调和，病乃安康。

【良方来源】　夏敏，聂发华. 火针、针刺治疗神经性皮炎65例［J］. 中国现代实用医学杂志，2008，7（2）：58.

方21　面部雀斑——火针点刺疗法

【取穴方法】　雀斑为点刺部位。

【使用方法】　仰卧，常规消毒，使用麻沸散局部麻醉10min后开始点刺，亦可以用1%利多卡因行穴位注射，或用针刺麻醉。医者左手持酒精灯，右手拇指、示指夹持针柄，将针尖置于灯焰中烧红，对准斑点快速点刺。点刺后斑点结痂，一般10～15日自行脱落，不留疤。

【适应证】　雀斑。表现为颜面浅褐色的小斑点，无自觉症状。

【经验体会】　本法治疗雀斑，临床资料丰富，且疗效客观，方法简便，掌握得当亦较安全，值得推广。

【良方来源】　张喜兰. 火针治疗面部雀斑1 200例疗效观察[J]. 中医杂志，1991（2）：40.

【临床疗效】　共治疗1 200例，其中女性996例，男性204例，治愈率78%，总有效率97.4%。

附：寻常疣——火攻疗法治疗

【取穴方法】　病变局部。

【使用方法】　剪下一空易拉罐底做一锅状器皿，在器皿底凿数个大小不等的小洞，其直径与疣体的直径相当，取硫黄粉若干克，根据疣体大小，选择大小相当的器皿底上的小洞套住疣体，并用胶布保护疣体周围皮肤，在被套住的疣体上撒若干硫黄粉，用火柴点燃硫黄烧灼疣体，直至局部如煮粥样沸腾即可，此时疣体可马上脱落，根据局部创面大小外用消炎药膏或行外科换药至创面愈合。

【适 应 证】　寻常疣。

【禁 忌 证】　无绝对禁忌证。

【经验体会】　寻常疣，古称"枯筋箭""疣目""千日疮"。《外科正宗》曰"枯筋箭乃忧郁伤肝，肝无荣养，以致筋气外发"。《灵枢·经脉》曰"虚则生疣"。《外科枢要》曰"疣属肝胆少阳经，风热血燥，或怒动肝火，或肝客淫气所致"。总之，中医认为本病的发生是由于气血失和，皮肤腠理不密，风热毒邪侵袭，蕴阻于经络肌腠，或肝胆血燥，经气不荣所致。烧灼法具有活血通络、解毒拔疮的作用。硫黄性温，外用可解毒消疳，与皮肤接触后可产生硫化氢及五硫磺酸，有溶解角质、杀虫、抑制微生物的作用。故烧灼硫黄可使气血调畅，疣体蓬松，从而迅速脱落。此法治疗寻常疣有立竿见影之效，值得推广应用。

【良方来源】 梁舜. 火攻治疗寻常疣30例［J］. 中医外治杂志，2008，17（5）：42.

第四节　梅花针疗法

梅花针疗法又称皮肤针疗法，是用梅花针（又名皮肤针、七星针）浅刺皮肤治疗某些疾病的方法。

功　效

活血化瘀，疏通经络，调节脏腑。

操作方法

1. **打刺方法**　先用75%酒精消毒针具和被针刺的皮肤区域，以手腕弹力上下打刺，以皮肤红晕不出血或渗出很少量血为宜。刺激强度一般分为轻刺和重刺两种。

2. **打刺部位**　一般分为三种。

（1）常规部位打刺：一般用轻刺（或略重）手法，由背部第7颈椎开始，沿脊柱旁开二指、由上向下打刺，每针间距离1cm，直至尾骶部。每日1次，8~10次为1个疗程。

（2）皮肤局部打刺：一般采用重刺激手法，可每日1次。

（3）重点打刺：根据不同疾病选择刺激部位，手法宜稍重，目的在于改善某些突出症状。

适应证

1. 皮肤局部打刺用于白癜风、斑秃、局限性神经性皮炎、慢性湿疹、痒疹等。

2. 常规部位打刺与重点打刺用于慢性荨麻疹、湿疹、神经性皮炎、瘙痒症、静止期银屑病、带状疱疹、玫瑰糠疹、慢性毛囊炎、痤疮等。

使用注意

1. 凡皮肤红肿、糜烂和溃疡均不宜打刺。

2. 孕妇胸、腰部位禁忌打刺。

3. 空腹不宜刺激。

4. 对初治患者应进行解释，以配合治疗。

5. 患者治疗3～5日后如出现头痛失眠、胃纳差等现象，应延长间隔时间，减轻刺激强度，减少刺激部位；反应严重者可休息2～3日后再作治疗。

6. 少数患者治疗1～2次后，刺激部位出现丘疹、发痒，一般可逐渐减轻，自然消退，无须特别处理。

技法要点

1. 用手握针柄，示指伸直压在针柄上面，以拇指和中指挟持针柄，再以无名指、小指将针柄尾部固定于小鱼际处，运用手腕的弹力，均匀而有节奏地弹刺，其频率为每分钟90～120次。

2. 一般以皮肤红晕不出血或渗出很少量血为宜。

3. 按病情需要分别施用轻、重两种刺激法：轻刺用力较轻，以患者稍有刺痛感为度；重刺用力较大，但应以患者能忍受为度。

方1 斑秃——梅花针治疗

【取穴方法】 脱发区。

【使用方法】 常规消毒梅花针及脱发区，操作者手持梅花针以腕力叩刺脱发部位，叩刺时针尖均匀分布，呈网状移动，叩刺力度视病情而定，脱发时间短、病情轻者以皮肤潮红为度，叩刺隔2日1次，10次为1个疗程。

【适应证】 斑秃。

【经验体会】 研究表明，体针加梅花针疗法优于西药疗法。

【良方来源】 朱启玉，吴芳华. 梅花针配合体针治疗斑秃疗效观察［J］. 上海针灸杂志，2008，27（1）：27-29.

方2 神经性皮炎——梅花针配合体针治疗

【取穴方法】 皮损处。

【使用方法】 皮损部位先用碘伏消毒后用梅花针轻叩刺使之出血。

【适应证】 神经性皮炎。

【经验体会】 梅花针叩刺具有清热解毒，行气活血，消肿散结的作用。梅花针通过皮神经的调节作用，促使皮损区微循环加快，抑制介质的合成与释放，增强免疫力，从而达到消炎、镇痛、止痒的功效。

【良方来源】 王晓燕. 体针配合梅花针治疗神经性皮炎［J］. 云南中医学院学报，2004，27（3）：52-53.

【临床疗效】 临床治疗有效率达90%。

方3 扁平疣——梅花针加拔罐治疗

【取穴方法】 取皮疹为叩刺部位。

【使用方法】 对疣体消毒后，用一次性梅花针，轻叩刺母疣（寻不到母疣，可找疣体最大者）5次，至疣体明显充血后，拔罐

10～15min。再叩刺大椎、风门（双）、膈俞（双）等穴，叩刺后拔罐15min。3日治疗1次，10次后进行疗效统计。

【适 应 证】　扁平疣。

【经验体会】　此疗法可疏通经络脏腑之气，调整机体的气血阴阳，使气血和畅，阴阳平衡。

【良方来源】　张建平．梅花针加拔罐治疗扁平疣疗效观察［J］．上海针灸杂志，2011，30（3）：173-174.

【临床疗效】　临床治疗有效率达81.3%。

方4　带状疱疹——梅花针加拔罐治疗

【取穴方法】　疱疹及周围皮肤。

【使用方法】　局部皮肤以酒精棉球常规消毒，用七星梅花针叩刺疱疹及周围皮肤，以刺破疱疹、疱内液体流出、周围皮肤轻度充血为度。用闪火法将玻璃罐吸附于梅花针叩刺过的疱疹及周围皮肤上，留罐5～10min即可。

【适 应 证】　带状疱疹。

【经验体会】　此疗法因势利导，祛瘀泻毒，通经活络。

【良方来源】　姬霞．梅花针拔罐神灯照射及中药内服治疗带状疱疹98例［J］．陕西中医，2011，32（7）：893-895.

方5　白癜风——梅花针治疗

【取穴方法】　皮损区。

【使用方法】　梅花针叩刺皮损区，5日1次。叩刺时常规皮肤消毒，用梅花针在皮损区叩刺至微微泛红或轻度点状渗血为止，叩刺力度根据患者对疼痛的耐受度调整，再用消毒棉签擦去渗血。

【适 应 证】 白癜风。

【经验体会】 此疗法刺激皮损区可外泄邪气、疏通经络、调和气血，以达气血荣肤的目的。

【良方来源】 周辉，刘桂卿. 中药外擦联合梅花针叩刺治疗106例白癜风疗效观察［J］. 山东医学，2011，51（29）：113.

【临床疗效】 配合外涂中药临床治疗，痊愈率为83%。

第五节 三棱针疗法

三棱针疗法（又称刺络法）是用三棱针刺破患者身体的一定穴位或浅表血络，放出少量血液治疗疾病的方法。此法用具简单，操作容易。对于某些疾病，放出一定量的血，不但无害，对于身体的康复还有非常重要的意义。三棱针疗法在皮肤病及美容中应用较为广泛，是行之有效的方法之一。

功　效

清热解毒，活血通络，散结消肿。

操作方法

1. 泻血法　适用于静脉放血。先用止血带结扎在针刺部位上端（近心端），然后迅速消毒。以左手拇指压在被针刺部位下端，右手持三棱针对准被刺部位的静脉，刺入脉中，随即将针缓缓退出，流出少量血液后，将止血带解开，再用消毒棉球按压针孔。一般2～3日1次。

2. 速刺法　又称点刺法。迅速刺入被刺部位，深度为0.15～0.33cm，迅速退针，血液自动流出或稍加压挤出少许血液。

3．挑刺法　针尖迅速刺入皮肤0.15cm深，随即针身倾斜纵行挑破皮肤，使之少量出血。

4．丛刺法　多次点刺某一局部较小的皮疹区，以有轻微渗血为度。

5．围刺法　在病变的周围进行点刺，以极少量渗血为宜。

适应证

酒渣鼻、荨麻疹、湿疹、银屑病、带状疱疹、斑秃、痤疮、扁平疣等。

使用注意

1．凡被刺部位都要严格消毒，防止感染。

2．空腹不宜刺激。

3．对初治患者应进行解释，以配合治疗。

4．有明显感染处不宜用此法。

5．较重的贫血及低血压症禁刺。

6．有自发性出血倾向或损伤后出血不止者禁用。

技法要点

1．针刺深浅根据局部肌肉的厚薄、血管深浅而定。

2．针刺后虽要出血，但一般出血不宜过多。

方1　痤疮——三棱针挑治

【使用方法】　患者取横肱位，晕针患者取俯卧位，在1~7胸椎随意选用4个部位用碘酊、酒精常规消毒，然后用左手捏起来皮肤。先从中间再沿两侧用三棱针将皮肤挑开4mm大小开口，露出皮下白色纤维，继用三棱针挑断2~3根，用火罐在挑破位置上拔出血，血量不等，起罐后用干棉球擦去血迹，盖上敷料。有硬结或局部红肿、脓疱可围刺。轻者每周挑治1次，重者每周挑治2次，10次为1个疗程。

【适 应 证】 痤疮。

【经验体会】 该方法具祛瘀活血、促进硬结吸收的目的，可缩短疗程。

【良方来源】 郭文瑞. 三棱针挑治背部治疗面部痤疮［J］. 光明中医，1994（5）：24-25.

【临床疗效】 治疗71例痤疮患者，其中痊愈50例（71%），显效15例（21%），有效6例（8%），总有效率100%。

方2 丹毒——针四缝法治疗

【取穴方法】 四缝。

【使用方法】 局部常规消毒，用消毒三棱针速刺四缝，挤出黏液。病在右刺右，病在中刺两手；病轻者只刺中指一缝即可。隔日1次，3次无效者改用他法。

【适 应 证】 丹毒。

【经验体会】 针刺四缝穴能起到清热除烦，通调血脉之效，具有调整脏腑经络功能，调畅气血，扶正祛邪等作用。

【良方来源】 王清彦. 针刺四缝穴治疗丹毒44例［J］. 陕西中医，1986，7（11）：528.

【临床疗效】 共治疗44例患者。痊愈38例，其中针1次者10例，2次者19例，3次者9例；显效4例，无效2例。

方3　痤疮——三棱针背俞穴放血治疗

【取穴方法】　肺胃蕴热型选取两组穴位，一组为大椎、肺俞（双）、胃俞（双）；另一组为大肠俞（双）、肝俞（双）、膏肓俞（双）。两组穴位交替使用。气血瘀滞型选取两组穴位，一组为大椎、肺俞（双）、肝俞（双）、膏肓俞（双）；另一组为膈俞（双）、脾俞（双）。两组穴位交替使用。

【使用方法】　取俯卧位，充分暴露背部皮肤，局部皮肤常规消毒后，于各穴处及周围用三棱针快速点刺3~5针，以微出血为度，继之用闪火法分别在所刺之穴位上拔罐，留罐10~15min，以出血1~5ml为度，起罐后用消毒纱布清除血液，用消毒干棉球擦净皮肤即可。隔3日治疗1次，10次为1个疗程，治疗1~3个疗程（女性患者应避开月经期）。治疗后2日内禁止洗澡。

【适　应　证】　痤疮。

【经验体会】　大椎为督脉经穴，是督脉与手足三阳经交会穴，具有清热泻火作用，为泻热之要穴，点刺拔罐大椎可起到消痛散结，活血止痛，祛瘀除邪之功效；肺主皮毛，与大肠相表里，肺俞为肺之背俞穴，故刺络放血既能清泻肺经风热，又能祛除肠内湿热；脾主肌肉，具有运化升清功能，取脾俞穴健脾化湿；胃俞为胃之背俞穴，刺络放血清泻胃热，和胃健脾；膈俞是八会穴之"血会"，具有调血活血、祛瘀生新作用；肝俞疏肝理气；膏肓俞有健脾胃、培肾元作用。刺血拔罐对背俞穴的良性刺激，能改善局部血液循环，促进人体新陈代谢，加强网状内皮系统的吞噬作用，有利于消散炎症。

【良方来源】　杨洸. 辨证取刺背俞穴放血治疗痤疮30例临床观察［J］. 中医药导报，2011，17（5）：69-70.

【临床疗效】　30例患者中痊愈20例（66.7%），显效5例（16.7%），有效3例（10.0%），无效2例（6.7%），总有效率93.3%。

第六节 其他特殊针法

方1 大面积皮肤病——滚针疗法

【取穴方法】 人体皮部。

【使用方法】 使用酒精棉球消毒皮损后，用滚针在皮损表面缓慢均匀地做水平、垂直的交叉滚动，以皮损表面轻微泛红、有少许出血点为度。治疗结束后，用无菌棉球轻轻擦净出血点，操作完毕。

【适 应 证】 特别适用于大面积、长距离皮肤病等针刺治疗，如慢性湿疹苔藓样变、肢体麻木、偏瘫、小儿脑瘫、腰腿痛、带状疱疹、色斑、胃脘痛、失眠等。

【禁 忌 证】 无绝对禁忌证。

【经验体会】 中医理论认为，滚针刺激人体皮部，可以调整脏腑虚实，调和气血，疏通经络，平衡阴阳。现代医学认为，滚针的机械穿刺能够在皮肤上形成大量密集排列的微针孔，使皮肤屏障破坏，为常态下很多不能或较少能经皮吸收的药物提供有效吸收的通道；另外滚针形成点阵式损伤，周围保留的正常组织能够为皮肤的快速修复提供良好基础，避免产生过度的炎症反应，不良反应小。

【良方来源】

1. 林佳，张静，张善雾，等. 滚轮微针治疗慢性湿疹苔藓样变临床观察［J］. 福建中医药，2021，52（9）：16–18.

2. 姜珠倩，武宗琴，王英杰，等. 滚针联合卤米松乳膏治疗风湿热蕴型局限性神经性皮炎疗效观察［J］. 海南医学，2022，33（1）：50–53.

【临床疗效】

1.单发观察组愈显率（66.67%）优于单发对照组（20.00%），多发观察组愈显率（60.00%）优于多发对照组（21.67%）。

2.观察组患者的治疗总有效率为88.46%，明显高于对照组的67.31%。

方2 硬皮病——皮内针法治疗

【取穴方法】 皮损局部。

【使用方法】 从皮损两侧纵向埋入长4cm的皮内针各1枚，皮损两侧横向埋入长1.5cm的皮内针各1枚，针尖方向均呈向心性，外用胶布固定，每隔3日重新调换埋置皮内针1次，每日用艾条在皮损局部悬灸2次，每次15min。

【适 应 证】 局限性硬皮病。

【经验体会】 长时间的埋置皮内针并配合艾灸，予机体轻微而持久的良性刺激，使机体产生免疫应答反应，包括防御系统的反应，使局部血液循环旺盛，微循环得到改善，促进细胞新生，使病变组织的水肿、缺氧、充血、瘀血等逐步缓解，从而治疗硬皮病。

【良方来源】 仲跻尚. 皮内针治疗局限性硬皮病［J］. 浙江中医杂志，1986（2）：66.

【临床疗效】 一般治疗10～60日痊愈。

方3 带状疱疹后神经痛——圆利针法治疗

【取穴方法】 取灵台穴透刺至阳穴，灵台穴位于第6胸椎棘突下。

【使用方法】 常规消毒后，将0.80mm×50mm圆利针的针体与脊柱呈15°向下由灵台穴向至阳穴透刺，刺入皮下后送针至针柄处停止，针柄用少许棉花包住，再用橡皮膏将针柄固定以防止滑出。每隔2~3h用手掌以患者能耐受的适当力量按压埋针处15~20次，以增强刺激量，留针24h。间隔1日再进行第2次埋针，埋针处避免沾水，防止感染，埋针期间避免剧烈运动，埋针7次为1个疗程，共治疗2个疗程。

【适应证】 带状疱疹后神经痛。

【经验体会】 督脉为"阳脉之海"，总督一身之阳气，而至阳穴为督脉的要穴，是阳气隆盛之处，在督脉循行中与手、足三阳经相交会，能解阳经之热毒，同时督脉与脏腑的功能息息相关。通过灵台穴透刺至阳穴埋针，一方面以通调督脉而化湿解毒，导热下行，泻热凉血，活血化瘀，《素问·刺热》认为灵台主脾热，至阳主肾热，二穴均有通阳泻热的作用；另一方面可激发、振奋心阳，促使心阳盛、心气足，从而宣通血脉，充盈阴血，使气滞血瘀得以缓解，因该处透刺针可至血会膈俞，也有和畅血脉之功，气血运行舒畅，经络肌肤得以濡养。

【良方来源】 孙远征，刘蕾. 埋针治疗带状疱疹后遗神经痛疗效观察［J］. 上海针灸杂志，2013，32（9）：719-720.

【临床疗效】 治疗组治疗1个疗程、2个疗程后总有效率分别为90.9%和95.4%，对照组分别为59.1%和68.2%。

方4 带状疱疹后神经痛——蜂针治疗

【取穴方法】 取皮损局部阿是穴散刺，然后依据带状疱疹后神经痛发病部位配穴：后遗腰骶、下肢神经痛，取腰骶夹脊穴加足三里、环跳、委中穴；三叉神经痛，取颈部夹脊穴加风池、阳白、颧髎、颊车、合谷穴；颈部神经痛，取颈部夹脊穴加外关、曲池、合谷穴；肋间神经痛，取胸腰背夹脊穴加阳陵泉、委中、风市穴。

【使用方法】　治疗前进行试敏试验，用蜜蜂1只于患者内关处试螫，观察30min，若无呼吸困难、心悸等症状则可实施蜂针治疗。第1个疗程先取2~3穴，每穴1针，而后逐渐增加穴位，直至刺完所选穴位；自第2个疗程起，将所选穴位分两组轮流进行螫刺，1穴1蜂，每日1次，控制每次用蜂量不超30只，若螫刺过程中出现不适可停针几日，恢复正常状态后再次继续螫刺。1个疗程为4周，持续治疗3个疗程。

【适　应　证】　带状疱疹后神经痛。

【禁　忌　证】　无绝对禁忌证。

【经验体会】　蜂针疗法将中医学中针灸疗法与蜂螫疗法相结合，利用蜜蜂螫针代替针灸所用钢针，基于中医学中"以毒攻毒"的原理，通过刺激疾病相关经络穴位，调节血气，疏经通络，达到疾病防治目的。

【良方来源】　温泽发，李润生，张英小. 蜂针疗法联合聚肌胞注射液穴位注射对带状疱疹后遗神经痛患者血清T细胞亚群的影响［J］. 中国中医急症，2018，27（1）：47-50.

【临床疗效】　观察组治疗总有效率为97.22%，高于对照组的77.78%。

第七节　耳穴贴压疗法

耳穴贴压疗法是用胶布将药豆准确地粘贴于耳穴后给予适当刺激，以治疗疾病的一种外治法。本法通过耳穴经络等的传导而发挥治疗作用，具有操作简便、作用时间长、可及时调整等特点。

功　效

通经活络，扶正祛邪，止痒定痛。

操作方法

首先对症选定耳穴，用酒精消毒，然后一手托耳郭，另一手用镊子夹持中心粘上药豆的小方块胶布（约0.5cm²），对准穴位紧紧贴压，并轻轻按1~2min。每日按压3~5次，隔1~3日换1次。

适应证

各种皮肤病均可选用，如皮肤瘙痒症、神经性皮炎、湿疹、带状疱疹及带状疱疹后神经痛等。

使用注意

1. 耳郭有皮损者忌用，以防继发感染。

2. 治疗期间耳部注意防水，以免压豆脱落。

3. 夏天易出汗，压豆穴位不宜过多，时间不宜过长。

技法要点

1. 所用药可因地制宜灵活选用，如生王不留行籽、生莱菔子、六神丸、大米粒（半个）等。

2. 对胶布过敏者，可改用黏合纸代替。

方1　寻常疣——耳穴贴压法治疗

【取穴方法】　耳穴之肺、枕、内分泌和肾上腺为主穴，疣体所在的相应部位为配穴。

【使用方法】 先在一侧耳郭上用酒精棉球消毒，用1cm×0.7cm大小的橡皮膏粘上一粒王不留行籽，紧贴在每个穴位上。每日用手按压穴位3次，每次每穴按压50下，连续3~4日后改换另一侧耳郭穴位，10次为1个疗程。

【适 应 证】 多发性寻常疣。

【经验体会】 寻常疣的发病和消退与机体免疫状态特别是细胞免疫功能有关。耳穴能通过经络与肢体及脏腑发生内在联系，能提高机体的淋巴细胞转化率和玫瑰花结形成率，根据"肺主皮毛"及"肝肾同源"的理论，取主穴肺、肾上腺、内分泌、枕，配以疣体所在的相应部位进行按压刺激，更能发挥经络效应，调节气血功能。

【良方来源】 赵庆孚．耳压疗法治疗多发性寻常疣130例［J］．中国中西医结合杂志，1993，13（9）：565.

【临床疗效】 甲组（按压刺激）105例，痊愈（疣体全部消失）91例，显效（疣体80%以上消失）4例，无效（连续两个疗程仍无变化）10例，痊愈率86.7%。乙组（不按压）25例，痊愈8例，显效11例，无效6例，痊愈率32%。随访0.5~4年均无复发。

方2 寻常痤疮——耳穴贴压治疗1

【取穴方法】 主穴取肺、神门、内分泌和肾上腺。

【使用方法】 用75%酒精棉球消毒穴位局部，以镊子夹持0.4cm×0.4cm王不留行籽贴粘贴于上述诸穴，嘱患者每天按压2次，每次2~3min，使耳郭发热、胀痛。每次选取一侧耳郭，双耳交替进行，耳穴贴压至下次治疗时取下。

【适 应 证】 寻常痤疮。

【经验体会】 肺主皮毛，耳穴贴压取肺以解表、清肺热；取神门可泻火止痒、清热解毒、活血祛瘀；内分泌能调节体内激素水平；

肾上腺有清热解毒、宣肺发表、祛湿止痒、消痰散结等作用。

【良方来源】 高亚玉，张曼，佘延芬，等. 不同频次耳穴刺络结合耳穴贴压治疗寻常型痤疮疗效观察［J］. 中国针灸，2022，42（6）：629-633.

方3　寻常痤疮——耳穴贴压治疗2

【取穴方法】 取耳穴双侧内分泌、肺、胃、肝、肾上腺、大肠以及相应阳性反应点。

【使用方法】 将王不留行籽固定于相应耳穴，以适当的压力在所固定穴位进行按压，使患者感到轻微胀痛，局部发红、发热，以刺激局部经络气血运行，并嘱患者每天按压3~5次，每穴位按压2~3min，力度适中，避免压伤皮肤。

【适 应 证】 寻常痤疮。

【经验体会】 现有研究发现，耳穴压豆对睡眠改善较为明显，饮食、睡眠、劳累是诱发、加重痤疮的重要因素，因此推断耳穴压豆可能是通过改善睡眠，调节神经、内分泌达到治疗痤疮的目的。

【良方来源】 方伍辉，张成会. 中医非药物疗法治疗寻常痤疮研究进展［J］. 中医临床研究，2022，14（16）：131-133.

方4　荨麻疹——耳穴贴压治疗

【取穴方法】 取耳穴神门、心、肺、抗过敏区、皮质腺、脾、胃、耳尖等为主穴，根据病情再配以相应的耳穴区。

【使用方法】 每次治疗一侧耳，将王不留行籽用0.8cm×0.8cm的橡皮膏固定在耳穴上，并适当用力按压以加强刺激。另嘱患者每日自行按压3~4次至耳发红、充血。两耳交替治疗，每周治疗2次，5～10次为1个疗程。疗程间休息15日。

【适 应 证】 急、慢性荨麻疹。多用于慢性荨麻疹。

【经验体会】 应用耳穴贴压疗法治疗荨麻疹既简便易行，又无药物疗法的副作用，而且疗程短、疗效显著。

【良方来源】 赵泳放，李兰敏．耳穴贴压治疗荨麻疹121例[J]．中国针灸，1993，13（1）：27．

【临床疗效】 该法治疗121例荨麻疹患者，平均治疗7次，痊愈率为28.93%，显效率为63.38%，总有效率达92.31%。

方5 口腔溃疡——耳穴贴压治疗

【取穴方法】 主穴：耳穴之神门、心、内分泌、皮质下、交感。配穴：耳穴之肺、大肠、小肠、脾、肝、肾。根据脏腑辨证选取2～3穴；再酌取溃疡部位口、舌、唇、颊等。

【使用方法】 用75%酒精对耳穴消毒，用王不留行籽置于医用胶布贴于耳穴上，每穴按压2～3min，使耳郭皮肤发红、烘热，有疼痛感，以患者耐受为度。每日按压4～5次，每隔2日换对侧耳穴。4次为1个疗程。

【适 应 证】 急、慢性口腔溃疡。是指发生在口腔黏膜上的表浅性溃疡。

【经验体会】 口腔溃疡大多与精神因素、肠胃功能紊乱、内分泌失调及全身免疫功能下降有关，耳穴贴压能有效地控制炎症，镇静、镇痛，扶正祛邪，增加机体免疫功能，促进愈合。

【良方来源】 李有，闫迎霞．耳穴贴压治疗口腔溃疡32例临床观察[J]．现代保健·医学创新研究，2007（8）：101．

【临床疗效】 32例复发性口腔溃疡患者，治疗5次后，痊愈17例（53.1%），显效11例（34.5%）。

方6 皮肤瘙痒症——耳穴贴压治疗

【取穴方法】 1组：取耳穴之神门、肺、肝、内分泌。2组：取耳穴之心、胆、风溪、肾上腺、皮质下。

【使用方法】 以上两组穴位轮流贴压，每组取穴时，先常规消毒，一般用王不留行籽贴压，每次取双侧对称耳穴贴压，夏天贴压1日，隔1日换1次；春、秋天贴压3日，隔1日换1次；冬天贴压5日，隔1日换1次。贴压后嘱患者用双手按压王不留行籽贴压的双侧耳穴，每次每穴按压50下，一按一松算1下，按压时要有一定的力度，按至双耳痛，发红发热为宜。每日按压3~5次。夏天贴压20次为1个疗程，春、秋天贴压7次为1个疗程，冬天贴压5次为1个疗程，疗程间休息3日，再行下1个疗程。在治疗期间洗澡时禁止用肥皂、香皂、沐浴液等；忌食海产品，如鱼、虾、蟹及生冷、酸辣刺激性食物。

【适 应 证】 各种类型的皮肤瘙痒症。

【经验体会】 该方法简易，尤其适用于老年人皮肤瘙痒症。

【良方来源】 张杰，张建华. 耳穴贴压治疗皮肤瘙痒症［J］. 中国针灸，2003，22（12）：827.

【临床疗效】 63例患者经过1个疗程，治愈（皮肤瘙痒症完全消失，3个月后随访，无复发）33例，经2个疗程治愈26例。

第八节 割耳疗法

割耳疗法是用瓷锋或刀锋割开皮下组织，并加以适当刺激，达到治疗疾病目的的一种方法。

功 效

通经活络，扶正祛邪，止痒定痛。

操作方法

常规消毒，在对耳轮下部用消过毒的碎瓷锋或刀锋，平行划两道切口，约0.5cm长（如接种牛痘样），挤出少量鲜血（不要太深，防止过多出血），再掺上艾叶30g和花椒30粒研成的极细末药面少许。对侧耳同样操作。每周2次，4周为1个疗程。无效停用，有效可继续1～2个疗程。

适应证

白癜风（头面部疗效佳）、斑秃、小儿湿疹、顽固性瘙痒症、神经性皮炎、银屑病等。

使用注意

1. 耳郭有皮损者忌用，以防继发感染。
2. 严格注意无菌操作。

技法要点

划耳时，术者用中指顶住耳翼切口的背面，用拇指、示指提起耳尖部，以利切口时深度均匀。

方 扁平疣——割耳疗法治疗

【取穴方法】 耳背沟穴。

【使用方法】 将外耳向内折后最高点处，耳背局部常规消毒，取手术刀片，于耳背沟穴（位于对耳轮上、下脚及对耳轮在耳郭背面呈"Y"形凹沟部）割1条小缝，使流血0.3~0.5ml，后用酒精棉球压迫止血，可不必包扎。嘱患者两天内勿湿水。

【适应证】 多发性扁平疣及难治性扁平疣。

【经验体会】 耳背沟穴具有清热、活血的作用，中医认为割耳疗法具有泻火解毒、活血散瘀之功。本法操作简便，疗效显著，复发率低，很值得临床上推广应用。

【良方来源】 王杨，魏煌辉. 割耳疗法加大茯汤治疗扁平疣51例［J］. 中华今日医学杂志，2003，3（16）：57.

【临床疗效】 51例患者经过上述割耳疗法及配合口服大茯汤治疗1个疗程后，治愈39例（76.5%），有效5例（9.8%），无效7例（13.7%）。有效率为86.3%。随访半年，其中2例复发，复发率为4.5%。

第九节 穴位注射疗法

穴位注射疗法是将适当药物注入穴位及反应点，以治疗疾病的方法。本法是针刺疗法和局部封闭疗法的结合与发展。它通过针刺的机械刺激和药物的药理作用，激发经络穴位以调整和改善机体机能与病变组织的病理状态，使体内的气血畅通，已发生功能障碍的生理功能恢复正常，从而达到治愈疾病的目的。

功 效

疏通气血，改善机能。

操作方法

　　局部皮肤常规消毒，用无痛快速进针法。进针后上下缓慢提插，刺到反应点，探到酸、胀、麻等特殊反应后，再回抽针芯，如无回血即可注入药物。每1～3日注射1次，10次为1个疗程。

适应证

　　多种皮肤病均可应用，如湿疹、带状疱疹、神经性皮炎、疣赘、银屑病等。

使用注意

　　1．严禁针刺、注射药物到关节腔内或将药物注入血管中，同时还要避免神经干的损伤等。

　　2．禁针部位及腧穴，忌用本法。

　　3．禁用患者过敏的药物。

　　4．操作过程中一定要严格消毒。

技法要点

　　1．要彻底了解所注药物的效应、浓度、剂量与副作用。

　　2．注入药量应灵活掌握，头面耳穴等处一般0.1～0.5ml，四肢及腰部肌肉丰厚处为2～15ml。

　　3．注射速度应灵活掌握。一般为中速，急性病、体强者用强刺激快速注入，慢性病、体弱者应缓慢注入。

方1　银屑病——穴位注射治疗

　　【取穴方法】　　A组：大椎、内关、血海。B组：风府、曲池、风市。C组：肺俞、手三里、三阴交。

【使用方法】 首次取A组穴，做好标记，充分暴露穴位处皮肤，先常规消毒一侧穴位，取含有配制待用的血药混合液的一次性注射器1支（西药液加入维生素B_{12}注射液1mg、西咪替丁注射液0.2g；中药液加入鱼腥草注射液2ml），将注射器针头快速刺入穴内，行针，待患者局部有酸、胀、麻、重等得气感时，回抽无回血，方可缓慢注入药液，每穴约1.5ml，退针，用75%酒精棉签按压针孔，余穴同法施治。待第1份药液注射完毕后，再用第2份药液同法施治对侧A组穴。3组穴交替注射，隔日1次，10次为1个疗程。

【使用注意】 ①治疗前首先解除患者心理恐惧，使其配合治疗；②治疗中尽量让患者取平卧位，以防神经痛性休克；③操作要熟练、敏捷，以防凝血不利操作；④治疗完毕后，让患者休息5min，无治疗不适感方可离去。

【适 应 证】 寻常型银屑病进展期患者。

【经验体会】 将自血疗法与穴位注射疗法融为一体，达到一针多效的目的，其疗法既有自血疗法的非特异性脱敏作用和提高机体免疫力的功效，又有穴位注射疗法的疏经活络、清热和营、理脾胃、调气血、疏风解毒、镇静止痒的作用。配制的药物中维生素B_{12}可促进代谢，营养神经；西咪替丁可发挥免疫复原、止痒、抗病毒的功效；鱼腥草注射液可清热解毒，达到了中、西药结合治疗的目的。血药混合后吸收缓慢，有利于加强针刺效应。此法应用于临床以来，未发现副作用。本法一般无禁忌证，年长者或有心血管疾病史者慎用此法。

【良方来源】 修猛刚. 穴位注射治疗银屑病100例［J］. 中国针灸，2005（5）：319.

【临床疗效】 临床治愈（皮疹及瘙痒症状完全消失，仅留色素沉着或色素减退斑）计80例，占80.0%；显效（皮疹消退80%，少数皮疹仅有少量鳞屑，瘙痒症状基本消失）计16例，占16.0%；有效（皮疹消退50%，瘙痒症状明显减轻）计4例，占4.0%。总有效率为100.0%。

方2　慢性荨麻疹——穴位注射治疗

【取穴方法】　曲池、足三里、血海、尺泽四穴交叉配合分为四组。即左曲池、右足三里；右曲池、左足三里；左尺泽、右血海；右尺泽、左血海。

【使用方法】　穴位常规消毒。用一次性5ml注射器取维D_2果糖酸钙注射液1ml、维生素B_{12}注射液500μg，用6号针头对准穴位垂直进针1.5～2寸，待穴位处产生针感、回抽无血时，缓慢注射药液，每穴注射1ml，4组穴交替注射，每日1次，连用8日为1个疗程。

【使用注意】　治疗期间禁食腥发动风之品。

【适　应　证】　慢性荨麻疹。

【经验体会】　慢性荨麻疹相当于中医"瘾疹"范畴，多因素体气血亏虚，继之风袭，或脾胃湿热，缠绵难愈。脾胃为后天之本，气血生化之源，故取肺、大肠、脾、胃经穴治疗。阳明经为多气多血之经，足三里为足阳明胃经下合穴，曲池是手阳明大肠经的合穴，主治瘾疹热病、手臂肿痛等病，取之有调理脾胃、补气养血、强健体魄之功，能提高机体免疫力，使邪外出；血海为足太阴脾经腧穴，取之有和营清热、祛湿健脾之力，可散血中之风，取"治风先治血、血行风自灭"之意；尺泽是手太阴肺经的合穴，合穴治本脏病，肺主皮毛，风邪犯肺，风为百病之长，尺泽有祛风清热、疏风散寒之功。维D_2果糖酸钙镇静止痒，降低毛细血管通透性，而使风团消退，维生素 B_{12} 营养神经。运用穴位注射起到了针刺、药物的双重作用，且有操作简便、治疗可靠、用量小、作用时间长及无毒副作用的优点，故对慢性荨麻疹是一种较好的治疗方法。

【良方来源】 焦云霞，段月娥. 穴位注射治疗顽固性荨麻疹［J］. 中医外治杂志，2002（6）：15.

【临床疗效】 本组186例患者，痊愈85例，显效55例，有效46例，总有效率100%，治疗中未发现任何副作用。

方3 慢性湿疹——自血穴位注射治疗

【取穴方法】 足三里、肺俞、曲池。

【使用方法】 采用自血穴位注射治疗。常规消毒肘部和双侧足三里、肺俞、曲池区域皮肤，取5ml 7号针头一次性注射器抽取肘静脉血3~4ml。操作时持注射器将7号针头迅速刺入足三里、肺俞、曲池，通过提插有针感后将新抽静脉血迅速注入，每穴可注射1.5~2ml，两侧交替使用，术毕用输液贴敷针眼。10次为1个疗程，1个疗程后观察疗效，自血穴位注射的前3次为每日1次，之后改为每周2次。

【适 应 证】 慢性湿疹。

【经验体会】 自血穴位疗法是以患者之血，刺激协调血液之适应平衡。应用该法治疗慢性湿疹，补虚祛邪，调理阴阳气血，能达到平衡人体阴阳，充实正气，提高免疫功能，减少复发的作用。

【良方来源】 左政，姜云武. 自血穴位注射治疗慢性湿疹10例［J］. 上海针灸杂志，2010（9）：612.

【临床疗效】 治疗组总有效率为90.0%。

方4　痤疮——自血穴位注射疗法治疗

【取穴方法】　双侧肺俞、膈俞、血海，单侧足三里或曲池。

【使用方法】　用一次性消毒针管静脉抽血4ml后，立即缓缓注入双侧肺俞、膈俞、血海，单侧足三里或曲池，每穴0.5ml。拔针后用干棉球按压止血约3min。每周治疗1次，3周为1个疗程，疗程间隔2周。

【使用注意】　治疗期间忌服油腻、辛辣刺激性食物。

【适 应 证】　寻常痤疮。

【经验体会】　《素问·至真要大论》曰"诸痛痒疮，皆属于心"，心主血脉，导致痤疮的各种病邪阻滞气血，不通则痛，营卫失和则瘙痒，血脉塞滞，郁而生热为脓，故治疗痤疮宜"治血"。人类血液中含有多种微量元素及抗体、激素和生物酶类，自血注入穴位后，通过穴位的吸收，可激发和调节机体的免疫功能，调理人体内环境，还可增强微循环，营养皮肤，提高抗病能力。

【良方来源】　梁修深. 自血穴位注射疗法治疗寻常性痤疮的临床疗效观察 ［J］. 微创医学，2011（3）：246-247.

【临床疗效】　128例患者治疗时均有明显好转。观察组痊愈50例、明显好转15例、好转1例。

方5　痤疮——穴位自家血法治疗

【取穴方法】　肺俞（双）、足三里（双）。

【使用方法】　患者取仰卧位，肘正中静脉区常规消毒，用5ml注射器6号针头抽取血液3ml；常规消毒足三里穴区皮肤，将针头垂直刺入足三里，得气，抽无回血，即注入血液2ml；再令患者俯卧，取肺俞穴针尖向大椎方向斜刺，使针感向头面部放射，抽无回血，即将剩余的1ml血液注入。出针后加压或用酒精棉球贴定。两侧穴位交替使用。3日注射1次，6次为1个疗程。疗程间休息1周。2个疗程不愈者，改用其他方法。

【适 应 证】 痤疮。

【经验体会】 针刺肺俞可清肺消风，生血祛火；足三里可清化湿热，导热下行。血液中含有多种微量元素、抗体、激素和酶类，注入穴位后可激发机体免疫功能，调节内分泌紊乱状态，降低机体敏感性，从而达到抑制皮脂腺旺盛分泌、消炎、消肿、散结的目的。

【良方来源】 周世杰，李连洁，吕松芬. 穴注自家血治疗痤疮256例［J］. 中国针剂，1993（3）：12.

【临床疗效】 共治疗256例患者。治愈213例（83.2%），有效34例（13.3%），无效9例（3.5%）。总有效率为96.5%。其中1次治愈57例，1个疗程治愈142例。

方6　慢性皮肤病——改良自血疗法治疗

【药物组成】 静脉血5ml、维生素B_{12}注射液0.5ml、维D_2果糖酸钙注射液2ml。

【使用方法】 抽取患者肘部静脉血5ml。立即加维生素B_{12}注射液0.5ml、维D_2果糖酸钙注射液2ml。然后马上作对侧臀部肌内注射。隔日1次，交叉进行。10次为1个疗程。一般进行1～2个疗程。

【适 应 证】 慢性、顽固性、瘙痒性皮肤病。

【禁 忌 证】 对上述药物过敏者慎用。

【经验体会】 自血疗法是通过提高人体正气这一根本来起治疗作用的。首先，按现代医学观点，自血疗法可产生非特异性免疫作用，使机体免疫功能增强，提高人体的正气。其次，自血疗法还可产生非特异性脱敏作用，使机体对痒的敏感状态由高到低，增加了机体对痒感的耐受性，这一非特异性脱敏作用与非特异性免疫作用为提高人体正气的两个方面。前者增加正气对病邪的耐受力，后者增强正气本身。改良自血疗法正是研究者在吸收了自血疗法的优点之后，根据中医标本兼治的理论而提出、使用的，在本虚（神情倦怠）标实（痒、皮疹）的病理基础状态下，只注意治本（用自血疗法提高人体的正气）则标象难除；而单治标（用维生素 B_{12}、维 D_2 果糖酸钙注射液肌内注射止痒，退皮疹），患之根本不除必将遗患。

【良方来源】 陈小平. 改良自血疗法治疗慢性皮肤病56例 ［J］. 中医外治杂志，2000，9（3）：29.

第十节　磁穴疗法

磁穴疗法是利用磁场作用于人体经络穴位或患部以治疗疾病的一种方法。本方法通过磁场对机体内生物电流的分布，电荷的运动状态和生物高分子的磁矩取向等方面的影响而产生生物效应和治疗作用。

功　效

镇痛、消肿、镇静、消炎。

操作方法

1. 磁穴法　将磁片或磁珠用胶布敷贴在选定的经络穴位上或病灶周围的一些点上。用单一磁体敷贴时，一般可以不拘以南极或北极贴向皮肤；用两个以上磁体敷贴时可用异名极对置（如内关与外关等），异名极并置（磁力线较浅在）或同名极并置（磁力线较深入）敷贴。

2. 磁带法 将磁带缚于体表穴位或病灶上进行治疗，其作用与磁穴法基本相同，但不需要用胶布黏着，可避免因胶布引起的皮肤刺激反应，且使用时佩戴方便。

适应证

带状疱疹后神经痛、斑秃、硬皮病等。

使用注意

1. 急性危重疾患（如高热、急性心肌梗死、急腹症、出血、脱水等）者禁用。

2. 白细胞总数在 4.0×10^9/L 以下者禁用；如磁疗患者平时白细胞较少，一般如白细胞在 4.5×10^9/L 左右，磁疗中应定期复查血象，当白细胞减少时，应立即停止治疗。

3. 皮肤破溃、出血者禁用。

4. 磁疗时的副作用（约有5%患者会出现）最常见的是血压波动、头晕、恶心、嗜睡或失眠等，一般不需要处理，可以继续治疗，若表现较重或持续时间较长，则应中止治疗，并适当对症处理。

5. 个别患者有皮肤过敏反应，应停用。

6. 磁片不要接近手表，以免手表被磁化。

技法要点

1. 剂量可根据具体情况灵活掌握，病情轻、年老体弱及小儿可用小剂量（0.4T 以下），病情重及年轻体壮者可用中或大剂量（0.4～0.6T 或 0.6T 以上）。

2. 磁穴疗法的副作用大都在两天内出现，因此，做磁穴疗法时须两天内复查。

方1 胫前溃疡——特定电磁波加紫外线治疗

【取穴方法】 溃疡皮损处。

【操作方法】 治疗前先用新洁尔灭冲洗患部，然后用干棉球将患部擦干，用特定电磁波治疗仪对准患处，距离为35cm左右，一般以不引起患者有烫感为准。每次20min，每日1次，10次为1个疗程。然后用冷光低压汞灯，短波为主的紫外线治疗仪照射伤口。

【适 应 证】 胫前溃疡。

【经验体会】 胫前溃疡由多种原因所致，且治疗效果欠佳。主要因胫前血液循环较差，一旦发生溃疡不易愈合，且患者十分痛苦。电磁波治疗仪具有提高机体免疫功能，调整机体代谢，改善微循环，镇痛，消炎，加速组织修复等作用。该治疗无痛苦，疗程短，经济方便，治疗时患者愿意接受。

【良方来源】 柳霞，张国强. 特定电磁波加紫外线治疗胫前溃疡13例［J］. 第四军医大学学报，2001（3）：242.

【临床疗效】 经治疗7～25次，痊愈11例，伤口完全愈合；好转2例，伤口部分痊愈，一般治疗3～5次即可见效。

方2 外耳道湿疹——特定电磁波照射治疗

【取穴方法】 湿疹皮损处。

【使用方法】 特定电磁波治疗仪，功率30W，照射以患处有温热感为宜，治疗时间30min，每日1次，7次为1个疗程，一般治疗1～2个疗程。照射方法：由医生将耳道内分泌物清除干净。患者取侧卧位，患耳朝上，闭眼。治疗师将特定电磁波治疗仪直接照射于病变部位，同时嘱患者治疗中尽量不要移动头部。

【适 应 证】 外耳道湿疹。

【经验体会】 特定电磁波的直接照射使耳道患处局部皮肤温度升高，毛细血管扩张，血流加快，物质代谢增强，组织细胞活力及再生能力提高，从而减轻炎性渗出，保持创面干燥，促进愈合，在外耳道湿疹的临床治疗上取得较好的效果。特定电磁波照射治疗外耳道湿疹，具有无痛苦、无创伤、经济、操作简便等优点。

【良方来源】 陆艳炜，孙志伟. 特定电磁波照射治疗外耳道湿疹疗效观察 [J]. 中国乡村医药，2010（2）：45.

【临床疗效】 治疗100例患者118耳，治愈74例（74.0%）87耳，显效16例（16.0%）20耳，无效10例（10.0%）11耳，总有效率90.0%。

第十一节　穴位贴敷疗法

穴位贴敷疗法在我国有着悠久的历史，最早见于《五十二病方》，是把所需的药物制成一定的剂型（粉、糊、膏、饼等）敷贴于某个或某组穴位，以达到治疗目的的方法。本疗法既有局部刺激作用、经络调节作用，又有药物自身作用。

功　效

调节经络，扶正祛邪。

操作方法

将所需药物制成一定的剂型，正确地敷在所选的穴位上，并用胶布固定。

适应证

皮肤瘙痒症、黄褐斑、痤疮等。

使用注意

1．用药局部常规消毒。

2．贴药后要外加固定。

3．鉴于所用药物多刺激性强，毒性大，因此，若发现过敏、起疱等反应时，应立即撤除，并作相应处理。

4．对孕妇、幼儿原则上要避免用刺激性强、毒性大的药物，敷贴时间也不宜长。有些药物孕妇禁用，如麝香等。

5．有皮肤过敏或皮肤破损者，不宜用此法。

技法要点

1．**选药要求**　一般认为"热药"作用大，效果好；"凉药"次之；"攻药"容易生效，"补药"次之。常用药物：①辛窜开窍，通经活络之品，如冰片、麝香、细辛、花椒、白芥子、姜皂角等；②味厚力猛、有毒之品，如生天南星、生半夏、斑蝥、砒霜、轻粉等；③动物的内脏，如羊肝、猪肾等。

2．**剂型要求**　根据病情分别配制剂型。

3．**取穴原则**　多数以局部或邻近区域取穴为主。局部取穴（阿是穴）多用于止痒、止痛，散结、解毒等。

方1　慢性湿疹——穴位贴敷治疗

【取穴方法】　神阙穴。

【使用方法】　神阙穴位于腹中部、脐中央，用75％酒精消毒穴位，待干。将备好的药膏（如棉签头大小）放在无菌敷贴中间，将无菌敷贴贴在穴位上，轻轻按压，使药物与穴位充分接触，待4h左右取下无菌敷贴，此时药物已完全吸收，用温热水轻轻擦拭穴位，保持皮肤清洁。治疗时间分为白天或晚上，1日1次，白天可于10：00进行，晚上可于22：00进行，晚上贴敷时间可延长至第2日清晨。

【使用注意】 观察贴敷期间患者有无局部灼痛、瘙痒加剧，新发红斑、丘疹等过敏反应。如有则及时取下无菌敷贴，清除药物，给予抗过敏治疗。贴敷后观察局部皮肤有无红肿、痒、痛、水疱等反应，如有则停止贴敷。小水疱可自行吸收，大水疱用无菌注射器消毒后从水疱最低部抽取渗液，用无菌纱布覆盖，保持干燥，避免感染。

【适 应 证】 慢性湿疹。

【经验体会】 运用穴位贴敷疗法治疗慢性湿疹取得良好疗效。有人通过对68例慢性湿疹患者的随机对照临床观察发现，结合穴位贴敷治疗能更迅速地缓解瘙痒，减轻患者的不适感，提高了疗效。穴位贴敷疗法在中医经络学说的指导下，在辨证论治的基础上，将药物敷贴在体表的特定部位，通过经络影响所属脏腑，起到治疗和增强免疫等全身调理作用，既达到激发经气，疏导气血，调整阴阳的目的，同时发挥药物和穴位的双重作用，药物能刺激局部经络穴位，在局部产生药物浓度的相对优势，发挥最大的全身药理作用。

【良方来源】 刘善惠，柯丹. 穴位贴敷治疗慢性湿疹患者的观察及护理［J］. 中国实用护理杂志，2008，24（12）：62-64.

方2 慢性特发性荨麻疹——中药内服配合穴位贴敷治疗

【取穴方法】 神阙穴。

【使用方法】 药物组成：生地黄20g，熟地黄20g，当归10g，丹参15g，地肤子20g，蝉蜕15g，浮萍草20g等，诸药共研细末，以凡士林作为基质制成丸剂，每丸约9g。使用时取一丸置于神阙穴处。并以特定电磁波照射，每次20min后，以无菌棉垫覆盖药丸，外用医用胶布固定保留，次日治疗前除去。每日1次。3周为1个疗程。

【适应证】　慢性特发性荨麻疹。

【经验体会】　神阙穴位于腹中部，肚脐中央。神阙位居任脉上，任脉为"阴脉之海"，有总任全身阴经脉气之作用，既有回阳救逆、培元固本、益气固脱之功，又有滋肾阴、调冲任、益精血之效。它既与十二经脉相联，也与五脏六腑和全身相通。刺激神阙穴对全身可起调节作用，颇为历代医家和民间所喜用。有研究发现，中药口服配合穴位外敷可以抗过敏，提高机体免疫功能，扶正祛邪，防治诱发，达到预防保健为主、防患于未然的目的。

【良方来源】　张玉琴. 中药内服配合穴位贴敷治疗慢性特发性荨麻疹［J］. 光明中医，2008（10）：1551.

【临床疗效】　治疗后1周、2周和3周，患者的瘙痒、风团数量、风团大小、每次发作持续时间及症状总积分分值分别明显低于治疗前，而且治疗后各周症状总积分分值依次明显降低。治疗结束后3个月随访痊愈患者中复发2例，复发率7.14%。

方3　带状疱疹后神经痛——温阳止痛散贴敷与光疗治疗

【取穴方法】　疼痛处。

【操作方法】　取中药桂枝、吴茱萸、白附子、白芥子、五倍子、冰片各100g研磨成细粉，500g/包，用时取药粉适量，用现榨的100%生姜原汁拌匀做成直径2.5cm大小的药丸（干湿度以贴敷时无药汁渗出胶布外为宜），用9cm×7.5cm的医用橡皮膏贴敷在患者疼痛明显处，每次4~6个部位，固定，并轻轻拍打数下使药物与皮肤接触紧密，10～12h后自行取下，再行红外线照射患处20min。病程≤3周内的患者继续给予抗病毒治疗，取重组人干扰素γ100万U加入1ml的生理盐水肌内注射，隔日1次，连用3次。

【使用注意】 贴敷部位有轻微的红痒，可改换不同贴敷部位。

【适 应 证】 带状疱疹后神经痛。

【经验体会】 带状疱疹后神经痛基本病机为湿热风火邪毒损伤经络，经气不宣，气滞血瘀而不通则痛。自拟的温阳止痛散中，桂枝、白附子性味辛甘温，具有温通经脉，散寒止痛之功效；吴茱萸，既散肝经之寒邪，又解肝气之瘀滞，为治肝寒之气滞诸痛之要药，再用镇痛抗炎消肿的生姜汁调匀，诸药合用，共奏温阳散寒，行气止痛之功。贴敷局部药效持久且直达病所，更能提高疗效。

【良方来源】 黄为阳，覃永健，黄云淑，等．温阳止痛散贴敷与光疗治疗带状疱疹神经痛的对比观察［J］．中国康复，2011（4）：284-285．

【临床疗效】 治疗后，视觉模拟量表（VAS）评分观察组（温阳止痛散贴敷结合光疗治疗）及对照组均较治疗前明显下降，观察组明显低于对照组；临床疗效比较，观察组总有效率84%，明显高于对照组。

方4　黄褐斑——割耳敷药法治疗

【取穴方法】 耳穴之神门、内分泌、三焦、皮质下、子宫、肾上腺、缘中（脑点）。肝气郁滞型加肝、胆、肾；脾胃湿热型加脾、胃、艇中、大肠；阴虚火旺型加心、肾、小肠。

【使用方法】 经严格常规消毒后，用15号刀片的刀尖，在应取的耳穴上，用刺、划、挑等手法，使其局部皮肤少量渗血或出血，敷以蘸有药粉的干棉球，塞于耳腔起到止血消炎、活血化瘀的作用，然后用胶布固定，保持24h。每周2次，10次为1个疗程。药粉为自制，主要成分为熊胆、三七、大黄、白及、冰片，等量，研为粉状。

【使用注意】 每年6—8月停止治疗，夏季高温，每日洗浴容易引发耳软骨感染等病症。

【适 应 证】 黄褐斑。

【经验体会】 研究表明，临床治疗中观察到年龄小、病程短、月经正常的患者疗效明显比年龄大、病程长、闭经、月经不调的患者好。色斑的消退有3种表现形式：第1种为色斑颜色渐渐变浅至逐渐消失；第2种为色斑由大块分散成若干小块，色斑中出现正常皮肤，然后逐渐消失；第3种为脱皮脱屑，每日洗脸总有洗不净的感觉，色斑逐渐消失。

【良方来源】 赵昱. 割耳敷药法治疗黄褐斑40例临床观察［J］. 中国针灸，2001（4）：23-24.

【临床疗效】 40例患者中，痊愈9例（22.5%），显效18例（45.0%），有效6例（15.0%），无效7例（17.5%），总有效率为82.5%。

第十二节 挑刺疗法

挑刺疗法是用特定针具在一定部位病理反应点、皮肤异点或穴位进行挑刺，以治疗疾病的外治法。由于挑刺在穴位或反应点上造成了一定程度的创伤，起着持久的良性刺激作用，因而可加强对某些疾病的疗效。

功 效

疏通经络，调理气血。

操作方法

先用碘酊、酒精严密消毒，左手固定挑刺点，右手持针，将针横刺入穴点皮下，用力上挑，呈纵形挑破0.2~0.3cm皮肤，然后将针尖深入表皮下挑，并要求挑断皮下白色纤维样物数根，术后敷上无菌纱布，胶布固定。针具通常采用三棱针、圆利针、大号注射针头或眼科"角膜钩"改制而成的"钩状挑刺针"。

适应证

慢性颈背毛囊炎、颈背疖肿、头皮毛囊炎、痤疮、急性荨麻疹等。

使用注意

1. 一定要在无菌条件下施术，术后要保持患处清洁干燥无菌。

2. 术后3~5日内不沾水，防止感染。

3. 有出血倾向者禁用。

4. 防止晕针。

技法要点

1. 挑刺法要选点准确，方能奏效。有些疾病常在体表一定范围内出现皮肤异点，类似丘疹，略突起于表皮，约针帽大小，多呈灰白、暗红、棕褐或浅红色。选点时要注意与痣、色素斑相鉴别。

2. 怕挑刺者或紧急情况下可用捻挤法，即用两手的拇指与示指挤压背部挑刺部位的皮肤，使出现紫红斑片，以急性荨麻疹有腹痛患者疗效最快最好。

3. 挑刺时随挑随做左右摇摆的动作，将白色肌纤维拉长，扭转针体，使纤维缠绕在针上，继续挑起，摆动、旋捻直至挑断；随即又如上法在针眼内左右上下反复挑捻，直至微见血液渗出为止。

方1　寻常痤疮——背部挑刺结合局部围刺治疗

【取穴方法】　背部阳性反应点。

【使用方法】

1. 背部挑刺　让患者反坐在靠背椅上，暴露背部，在背部脊柱两侧至腋后线范围内寻找类似丘疹，稍突起于皮肤，针帽大小，呈灰白、棕褐、暗红或浅红色，压之不褪色的反应点，即挑刺点，以明显灰白色或棕褐色的效果最佳。挑刺点确定，常规消毒后，左手拇指、示指固定施术部位两侧，右手持三棱针挑破表皮，垂直进针2~3mm，针尖向对侧挑起皮下白色纤维组织，挤出少量血液，然后用消毒棉球覆盖伤口，胶布固定。每次挑3个反应点，2日挑治1次。

2. 围刺　在面部及其他皮损处选较大较成熟的皮疹或脓疱、囊肿集中处，局部常规消毒，用28号1寸毫针在皮损部行多针围刺，使用捻转泻法，针刺针数以将病灶包围为宜，针与针间距可保持约2cm，得气后，留针30min。每日1次，10日为1个疗程，共治疗4个疗程。

【适　应　证】　寻常痤疮。

【经验体会】　通过挑刺背部反应点以疏泄肺、胃、大肠经郁热，祛血中之瘀，疏通经络，调和阴阳，从而达到治病的目的。

【良方来源】　戚秀杰，王顺. 背部挑刺结合局部围刺治疗寻常痤疮的临床研究［J］. 北京中医药大学学报，2007，14（4）：31-32.

【临床疗效】 治疗组30例中，临床治愈19例（63.3%），显效7例（23.3%），有效3例（10.0%），无效1例（3.3%），总有效率为96.7%。

方2　痤疮——穴位挑治法治疗

【取穴方法】 主穴：灵台、至阳。配穴：病变在额头加肺俞；在鼻翼、两颊加胃俞；在下颏加肾俞；妇女经前发作较多加肝俞。

【使用方法】 局部皮肤用碘酊和酒精消毒，以三棱针或圆利针挑断穴位皮下纤维数根，出血3～5滴，即用消毒干棉球按压止血，不盖敷料。每5日治疗1次，5次为1个疗程。经3个疗程治疗无效者，改用他法治疗。主穴每次取1穴。

【适 应 证】 痤疮。

【经验体会】 面部痤疮为青少年多发病，临床应用穴位挑治疗法效果满意。本法简单安全，无副作用，值得临床推广应用。

【良方来源】 张进成. 穴位挑治法治疗痤疮53例［J］. 中国针灸，1992（4）：47.

【临床疗效】 共治疗53例。痊愈（面部痤疮消失，皮肤光泽，皮下无硬结，1年内无复发者）40例，占75.5%；好转（痤疮基本消失或偶有零星小疹发作，皮下尚有硬结）8例，占15.1%；无效（症状无改善）5例，占9.4%。

方3　痤疮——挑刺疗法治疗

【取穴方法】 取胸椎两侧反应点。

【使用方法】　用手掌在背脊两侧第1~12胸椎旁开0.5~3寸范围内摩擦数次，然后寻找反应点。此点类似丘疹，稍突起于皮肤，呈灰白色、棕褐色、暗红色、浅红色，压之色不退。对此点常规消毒后，左手拇指、示指固定其两侧，右手持三棱针挑破表皮，使点翻起，挑断皮下部分纤维组织，挤出少量血液，然后用酒精棉球覆盖伤口，胶布固定，每次挑1~2个反应点，5~7日挑1次。

【适　应　证】　痤疮。

【经验体会】　本病以16~25岁青年多见。本法简单易行，且安全有效，但操作时必须严格消毒。

【良方来源】　甘承铨. 三棱针挑刺治青年粉刺［J］. 浙江中医杂志，1985（3）：118.

【临床疗效】　30例患者，经挑刺3~8次，全部获愈。半年后随访，无1例复发。

方4　寻常型银屑病——挑刺穴位合消银片治疗

【取穴方法】　第一组为位于督脉的大椎、陶道、身柱、至阳、脊中、腰阳关穴。第二组为肺俞、委中、三阴交、曲池。

【使用方法】　采用三棱针挑刺两组穴位。每周挑刺2次，第一次挑刺第一组穴，第二次挑刺第二组穴，同时分别口服消银片，每次5片，每日3次。局部涂擦丙酸氯倍他索乳膏，每日2次。

【适　应　证】　寻常型银屑病。

【经验体会】　用三棱针挑刺方法以清热凉血，疏风泻热，疏通经络，调畅气血，则肌肤得养。督脉为人体的阳脉之海，挑刺督脉诸穴，可振奋周身的阳气，疏通经络，调达气血，驱风外出。

肺俞可调补肺气，疏风泻热，调和气血，使肌肤得荣；又肺合皮毛，而银屑病虽病机在里，然而病位在皮，故挑刺肺俞可使调达气血直达病所。三阴交具有调理肝、脾、肾三经之功，既可补三脏之不足，又可泻三脏之虚火，滋阴润脏，养血疏风。诸穴配伍，共奏养血润燥，疏风清热，通经活络，调畅气血之功。

【良方来源】 佟长顺，张宝军，李金平. 挑刺穴位合消银片治疗寻常型银屑病75例疗效观察［J］. 北京中医，2000，19（3）：49.

【临床疗效】 75例患者中治愈51例（68%），好转18例（24%），未愈6例（8%）。

方5 神经性皮炎——三棱针挑刺配合体针治疗

【取穴方法】 ①三棱针挑刺：背部膀胱经循行部位反应点，避开皮损，左右上下各一，共4穴。②体针治疗：曲池（双）、血海（双）、合谷（双）、郗门（双）。

【使用方法】 ①三棱针挑刺：患者趴在椅背上，选取穴位后，75%酒精常规消毒，左手捏起穴位处皮肤肌肉，右手持小号三棱针，快速刺入皮下，针尾下压，针尖挑起穴位处皮肤，加力挑断所选各穴局部皮肤纤维，操作时可听到"崩崩"之声。每周1次，7次为1个疗程。治疗3个疗程。②体针治疗：75%酒精常规消毒后，选用1.5寸毫针快速刺入穴位，各穴均用提、插、捻、转、平补平泻手法，强刺激，不留针。每日1次，10次为1个疗程，疗程间休息7日，治疗3个疗程。

【适 应 证】 神经性皮炎。

【经验体会】 本法以挑刺背部反应点为主要治疗方法，因为背为人身之阳，挑刺背部反应点可以达到鼓舞一身之阳气，扶正祛邪的作用；针刺血海、曲池、合谷、郄门等穴，可以起到养血活血、滋润皮肤作用。挑刺配合体针共奏行气活血、祛风止痒、养血润燥之功，而达到治愈的目的。

【良方来源】　彭志青. 三棱针挑刺配合体针治疗神经性皮炎64例 [J]. 河北中医，2006，28（8）：568.

【临床疗效】　64例患者中痊愈58例（90.63%），显效6例（9.37%），总有效率100%。

方6　瘙痒症——截根疗法治疗

【取穴方法】　肛门瘙痒症取长强、大肠俞、腰俞、关元俞、承山。阴囊瘙痒症和女阴瘙痒症取三阴交、肾俞、关元、长强。每次可选用2~3个穴位，交替选用。

【使用方法】　患者取俯卧位，选定穴位，按常规消毒皮肤，用0.5%普鲁卡因0.1ml，于所选穴位注射一皮丘，取普通手术刀片，在该皮丘上切1个横划口，长约0.5mm，深度以微出血（划破表皮）为度，然后用缝合皮肤的三角弯针，从划口刺入，挑起一些皮下白色纤维组织（皮内白而细的细丝样物），提起上下左右拉动数下，手腕用力抖动将其拉断，一般挑5~8次即可，术毕用75%酒精消毒划口，盖无菌纱布，胶布固定。每次截根2~3个穴位，相隔5~7日进行第2次治疗。

【适　应　证】　瘙痒症。

【经验体会】　本疗法系针刺、砭法、穴位封闭三者的有机结合，临床证明较单用针刺或砭法或封闭法疗效高，且复发率低。治疗过程中部分病例出现轻度牵拉感、轻度瘙痒等不良反应，但可自行消失。

【良方来源】　禤国维. 截根疗法治疗局限性瘙痒病109例 [J]. 中医杂志，1993，34（12）：739.

【临床疗效】 共治疗109例患者。治愈率为70.64%，有效率为93.58%。1～4日开始见效，平均2日左右。治愈时间最短10日，最长30日。2次治愈5例，3次治愈16例，4次治愈56例。

第十三节　敷脐疗法

敷脐疗法是将适当药物放在脐中，以治疗疾病的外治法。脐部为神阙穴，本法正是利用神阙穴联系诸经百脉、五脏六腑及皮肉筋膜等特性，及脐部敏感性高、渗透力强的特点，使药力迅速弥散，以调节人体气血阴阳，扶正祛邪，从而达到愈病的目的。

功　效

渗透药物，调和气血，扶正祛邪。

操作方法

首先洗净脐部，然后将制成一定剂型的药物（药糊、药饼、药丸或药粉等）填入脐中，用胶布或纱布垫固定。或将某些药物（如膏药等）直接贴于脐部，固定扎紧。一般1～2日后换新药。

适应证

顽固性或瘙痒性皮肤病，如异位性皮炎、皮肤瘙痒症、结节性痒疹、银屑病等。

使用注意

1. 脐部有感染者忌用。

2. 敷药前应先将脐部擦拭干净。

3. 若加用膏药烘烤不可太热，严防烫伤皮肤。

技法要点

1. 敷脐药物组成应少而精。

2. 所用剂型及其大小形状应随病症及患者脐部情况灵活掌握，要能够固定药物且使患者无不适感觉。

3. 小儿皮肤娇嫩，敷脐时间不宜过长，一般以 1～2h 为宜，并且禁用性质剧烈的药物。

方1 儿童泛发性过敏性皮肤病——中药脐疗法治疗

【使用方法】 中药粉敷剂：用桃仁、薄荷、蛇床子、荆芥、栀子各10g，樟脑2g等药物，洁净、风干、粉碎备用。取10g中药粉用消毒纱布包扎，贴于局部消毒后的神阙穴，胶布封包，四周固定。每日换药1次，7日为1个疗程。痒剧者，将4mg马来酸氯苯那敏5片，碾碎加入中药粉内。

【适 应 证】 儿童泛发性过敏性皮肤病。

【经验体会】 脐名神阙，为五脏六腑之根。它内属于脏腑，外络于肢节，将人体脏腑组织器官联络成一个有机整体。神阙穴又为任脉之汇穴，可以主导全身经脉脏腑气血的盛衰。现代医学认为，神阙位于脐窝正中，由第10肋间神经前皮支的内侧支神经支配。脐部皮肤菲薄，敏感度高，皮下毛细血管渗透性强，吸收快，屏障功能低，药物最易穿透弥漫。中药敷脐可使药物分子透过皮肤表皮、角质层、汗腺、皮脂腺及微循环进入细胞间质及血液循环，刺激神经、体液、内分泌等系统，从而起到改善组织器官的功能，促使机体恢复正常的作用。中药方中，荆芥解表透疹；

桃仁活血、润肠通便；薄荷祛风热、透疹；栀子凉血解毒；蛇床子祛风燥湿、止痒；樟脑止痒、止痛、消肿。上药合用，具有祛风、止痒、消炎的作用。

【良方来源】 贾菊华，周保锋，王晓玫. 中药脐疗法治疗儿童泛发性过敏性皮肤病临床观察［J］. 湖北中医杂志，2008，30（9）：31.

【临床疗效】 780例患者中痊愈303例，显效320例，有效95例，无效62例，总有效率92%。

方2　婴幼儿丘疹性荨麻疹——杏仁散敷脐治疗

【使用方法】 药物组成：生杏仁10g，炒杏仁10g，金银花10g，朱砂3g，冰片2g。杏仁碾如泥，其余研极细末混合备用。每一个患儿给药均临时配制，每个药丸5g，用纱布包敷在肚脐上，四周用胶布固定，24h换取，7次为1个疗程，共3个疗程，后随访观察3个月。

【适应证】 婴幼儿丘疹性荨麻疹。

【经验体会】 方中主药杏仁，生用润肠通便，炒用宣肺止咳平喘，肺为华盖，主宣发肃降，通过脐部毛细血管对药物的吸收，宣发肺气，输精于皮毛。"肺朝百脉""主皮毛"，肺的功能健全，能增强皮毛的抵抗力，提高防疫功能和局部病灶的修复能力，同时"肺与大肠相表里"，上窍通则下窍利，腑气自通，胃肠功能恢复。金银花清热解毒，辛凉解表，引药直达病所；朱砂镇惊安神、杀虫止痒；冰片芳香通窍、通络止痒。诸药合用，宣肺通窍，导滞清热，疏风止痒，同时刺激神阙穴，可以调节机体的免疫功能，增加机体抗病力，提高胃肠功能。对调和阴阳、疏通经络、调整气血、扶助正气、祛除病邪起着重要的作用。

【良方来源】　魏涵龙. 杏仁散敷脐治疗婴幼儿丘疹性荨麻疹 60 例［J］. 中医外治杂志，2002，11（4）：8-9.

【临床疗效】　60 例患儿中痊愈 57 例（95.0%），有效 3 例（5.0%），总有效率 100%。

方3　慢性荨麻疹——脱敏组方配合敷脐疗法治疗

【使用方法】　脱敏组方基本方：防风、乌梅、蝉蜕、僵蚕各 15g，地龙、甘草各 10g，柴胡 12g，滑石 30g。加减：风热偏盛型加紫草、白鲜皮、生白术、生地黄各 15g，生石膏、生何首乌各 30g；风热燥结型加生大黄、厚朴、槟榔各 10g，白芍、生何首乌各 30g，地肤子 12g；寒湿凝滞型去柴胡，加干姜皮、吴茱萸各 6g，桂枝 10g，白芍、地肤子各 12g，白术 30g，徐长卿 15g；血虚受风型去滑石、柴胡，加地骨皮 12g，当归、白芍、蒺藜各 15g，生地黄、生黄芪各 30g，西红花 3g，桂枝 10g；冲任不调型加当归、威灵仙、仙茅各 12g，淫羊藿 10g。每日 1 剂，水煎 2 次，分 2 次服。敷脐疗法：取苦参、防风等份分别研细末，装瓶备用。每次使用时各取 10g，加入马来酸氯苯那敏片 5 片，研细末混匀，填入脐窝，以纱布覆盖，胶布固定，每日换药 1 次。治疗 15 日为 1 个疗程，3 个疗程后评定效果。

【适应证】　慢性荨麻疹。

【经验体会】　敷脐疗法简称"脐疗"，脐又名神阙，属任脉经。敷脐疗法治疗机制是通过药物直接敷在脐部，由于其与诸经相通，能使经气循行并交通于五脏六腑、四肢百骸、五官九窍、皮肉筋膜，使药物得以循经直趋病所，从而祛除病邪，促进机体康复。

【良方来源】　邓海清，黄国荣，吴瑞林. 脱敏组方配合敷脐疗法治疗慢性荨麻疹 60 例疗效观察［J］. 新中医，2004，36（11）：48-49.

【临床疗效】 60例患者中痊愈50例（83.3%），显效5例（8.3%），进步4例（6.7%），无效1例（1.7%），愈显率91.6%。

方4 婴幼儿湿疹——中药粉敷剂

【使用方法】 中药粉敷剂：生石膏10g、栀子10g、藿香叶10g、甘草6g、防风10g。加减：湿热型加黄芩20g、黄柏15g；血燥型加生地黄10g、当归10g；脾虚型加茯苓10g、白术10g。以上中药研粉装入敷脐袋中，戴在患儿脐部，10天为1个疗程。

【适 应 证】 婴幼儿湿疹。

【经验体会】 神阙穴，"神"为一身之主宰，"阙"指重要之处，神阙穴为先天之蒂，后天之气舍，属人身至要之处。神阙与十二经脉相通，和五脏六腑相连，其作用广泛。现代研究表明，脐在胚胎发育过程中为腹壁最后闭合处，表皮角质层最薄，药物最易穿透弥散，并且皮下无脂肪组织，皮肤与筋膜直接相连，故药物渗透力强，有利于药物吸收；加之小儿脏腑娇嫩，肌肤疏薄，对药物反应灵敏，因此内病外治多选用脐部。其方法简单，作用可靠，毒副作用小，解决了小儿给药困难这一问题。小儿湿疹多由禀赋不耐，脾胃运化失职，内有胎火湿热，外受风湿热邪，二者蕴阻肌肤所致。方中生石膏、栀子泻脾胃积热，防风疏散脾经伏火，藿香叶芳香醒脾，甘草泻火和中。湿热型加黄芩、黄柏清热燥湿；血燥型加生地黄、当归养血活血润燥；脾虚型加茯苓、白术健脾益气燥湿。

【良方来源】 金富坤，陈淑彦. 泻黄散加味敷脐治疗小儿湿疹68例［J］. 内蒙古中医药，2016（13）：109–110.

【临床疗效】 34例患者中，治愈4例，显效15例，有效10例，无效5例，总有效率达85.3%。

方5 黄褐斑——逍遥散中药敷脐治疗

【使用方法】 采用古方逍遥散中药敷脐治疗。药物组成：柴胡200g，白芍100g，白术100g，茯苓100g，当归100g，薄荷50g，甘草50g。将上药烘干、粉碎、过80目细筛，以香油或植物油30ml调成糊状备用。取1/30份敷于脐部，敷药范围以脐中心为圆心，直径约1cm，外以透气小敷贴固定，每24h更换1次，连用1个月。患者治疗期间停止使用任何化妆品及祛斑药物，避免强烈日光照射，戒食刺激、辛辣及海鲜类食物。

【适应证】 肝郁气滞型黄褐斑。

【经验体会】 逍遥散是治疗肝郁气滞型疾病的经典方。肝喜条达恶抑郁，是为藏血之脏，情志郁结，肝郁气滞，不能条达，则肝失柔和，血瘀则颜面失于荣养，故用柴胡疏肝解郁，使肝气得以条达，以顺肝之性；当归甘苦温，养血和血；白芍苦酸微寒，柔肝养血；木郁不达致脾虚不运，故以茯苓、白术、甘草益气健脾，既能实土以御木侮，又能使气血生化有源；薄荷疏肝行气。诸药合用，使得肝郁得疏，血虚得养，脾弱得复。本法选用该方做脐疗药物治疗肝郁气滞型黄褐斑，有肝脾并治、气血兼顾、解郁消斑的效果。

【良方来源】 蔡明华，王晨瑶. 古方脐疗肝郁气滞型黄褐斑临床评价［J］. 浙江中医药大学学报，2016，40（2）：150-151，158.

【临床疗效】 40例患者中，基本痊愈21例，显效10例，有效7例，无效2例，总有效率达95%。

方6 慢性荨麻疹——中药膏敷贴神阙穴

【使用方法】 苍术、川芎、当归、银柴胡、桃仁、红花、炒枳壳、徐长卿、川朴、蝉衣、防风各12g，白芍15g，益母草30g，炙甘草5g。上述药物研磨后，用醋调为膏状，敷贴于神阙穴，每日1次，7天为一个疗程，连续使用4个疗程。

【适 应 证】 儿童慢性荨麻疹。

【经验体会】 五积散由白芷、川芎、当归、炙甘草、肉桂、芍药、陈皮、炒枳壳、半夏、苍术、麻黄、干姜、桔梗、生姜、川朴等药物组成，《太平惠民和剂局方》记载其调中顺气，可治脾胃宿冷、腹胀腹痛，或外感风寒，心腹昏痛、肩背拘急、肢体怠惰，或气血不调，或闭不通。方中苍术归脾胃经，《本草正》曰其可调味进食，去心腹胀满，解诸郁结；枳壳性温，味苦，功能利气、宽中除胀，《本草经疏》曰其有苦泄辛散之功，也可引风药入二脏，为治风之所需；川芎归肝、胆、心包经，善活血行气、祛风止痛；当归性甘、温，可补血调经，为妇科调经之要药。以五积散为底方，佐以益母草祛瘀活血、消肿利尿，红花疏通血气，促进诸药的吸收，全方散寒之功较原方减弱，重在活血化瘀，助祛除外邪。除上述药物特性，脐贴给药方式也对疾病治疗具有一定助益，肚脐为神阙穴，聚小儿精气，联脏腑气机，神阙穴皮肤浅薄，以药物外敷，有利于药物的吸收。

【良方来源】 李建设，常锦萍，田涛. 五积散加味敷脐治疗儿童慢性荨麻疹75例［J］. 安徽医药，2022，26（10）：2102-2106.

【临床疗效】 75例患者中，痊愈30例，显效38例，有效5例，无效2例。

方7　小儿湿疹——中药外洗合敷脐治疗

【使用方法】　中药外洗：取生侧柏叶、千里光各15g。加水1 000~2 000ml，煎煮30min后滤出药液，熏洗患处。每次外洗10~20min，每日2次。治疗期间忌食辛辣刺激食物。治疗时间：治疗应每日早晚各1次，7日为1个疗程，连续用2~4个疗程。脐疗：使用万氏胡麻丸为患儿进行敷脐治疗，基本处方为首乌、胡麻、苦参、威灵仙、刺蒺藜、荆芥、牛蒡、蔓荆子、甘草各10g，菊花5g。以上中药混合，碾成粉末，过80目筛即得。敷脐时将药粉放入洁净容器，用蜂蜜调匀成糊状，每天临睡前取药膏5g敷脐，治疗的周期同中药洗。

【适 应 证】　小儿湿疹。

【经验体会】　小儿湿疹多因先天禀赋不足，饮食不节，脾运失职，湿热内蕴侵于肌肤所致，治疗以祛湿、解毒、安神为主。外洗中药生侧柏叶和千里光合用，具有清热解毒祛湿、抗菌杀虫止痒的作用。而脐疗用药之首乌有解毒消痈的作用，胡麻润燥滑肠，苦参清热燥湿杀虫，威灵仙祛风湿，刺蒺藜、荆芥和牛蒡祛风、解表、透疹，蔓荆子和菊花疏散风热，甘草调和诸药。合之敷脐具有清热祛湿、解毒杀虫、止痒的作用。中医学称肚脐为"神阙穴"。肚脐是腹壁最薄的地方，没有皮下脂肪，但是血管非常丰富，易于药物渗透、吸收，由于不经肝脏代谢，可减少毒副反应，加上药物不受消化液的干扰破坏，直接在脐下用药，用药量少、见效快。

【良方来源】　谢云芳，邱根祥，徐忠良，等. 脐疗结合中药外洗治疗小儿湿疹30例［J］. 浙江中医杂志，2016，51（8）：585.

【临床疗效】　30例患者中，治愈20例，显效8例，无效2例，总有效率达93.3%。

方8 荨麻疹——脱敏散敷脐合五皮祛风抗敏汤治疗

【使用方法】 脱敏散：防风、地龙各20g，蝉蜕10g，柴胡15g，僵蚕9g，冰片2g，将上述中药研磨成细粉，用适量蜂蜜调成糊状，敷脐，以保鲜膜覆盖，胶布固定，覆盖4～6h，每24h换药1次。五皮祛风抗敏汤：茯苓皮、炒白术、桑白皮、地骨皮各20g，陈皮、大腹皮、黄芩、紫草各15g，白鲜皮、生姜皮、防风、荆芥、柴胡、白芍、乌梅、炙甘草各10g，每剂药方取药汁300ml，口服，150ml/次，2次/d。

【适应证】 血虚风燥型荨麻疹。

【经验体会】 脱敏散方剂中僵蚕、蝉蜕祛风止痒，柴胡泄肌肤之郁热，地龙祛风止痒，冰片活血化瘀、通络祛风。脐部是全身经络汇集部，表皮薄，屏障能力低，药物吸收性强，可显著发挥祛风止痒、活血通络的作用。五皮祛风抗敏汤是在五皮散基础上添加荆芥、防风、白鲜皮、黄芩、紫草等中药，方中茯苓皮健脾补气、利水渗湿；炒白术健脾补气、固表实卫、燥湿利水；陈皮健脾化湿、理气；桑白皮宣肺降气、利水消肿；大腹皮行气宽中、利水祛湿；生姜皮健脾和胃、散水消肿；荆芥、防风祛风止痒；地骨皮、紫草清热凉血；白鲜皮清热除湿、祛风止痒；黄芩泻火除湿；白芍补气养血、滋阴生津、固表敛汗；乌梅敛肺生津，避免太过利湿导致伤阴，祛邪而不伤正；炙甘草调和诸药，消除药物烈性，全方共奏健脾益气、养血活血、祛风止痒功效。

【良方来源】 韩卫国，张丹丹. 五皮祛风抗敏汤联合脱敏散敷脐疗法治疗血虚风燥型荨麻疹患者的效果［J］. 中国民康医学，2021，33（9）：89-91.

【临床疗效】 60例患者中，基本痊愈27例，显效18例，有效13例，无效2例，总有效率达96.67%。

第十四节 割治疗法

割治疗法是指用外科手术的方法切开人体某一穴位或特定部位的皮肤，割取少量皮下脂肪组织，并对局部予以适量刺激，以治疗疾病的方法。

功 效

调和气血，疏通经络。

操作方法

被割治局部皮肤常规消毒，局麻。用手术刀片纵行切开皮肤0.5～1cm，深至皮下，待切口内脂肪自动挤出后（挤不出者用镊子夹），用剪刀剪去少量皮下脂肪，再用血管钳或镊子对局部进行刺激，完毕后外盖消毒纱布，包扎固定。

适应证

某些顽固性皮肤病。

使用注意

1. 严格在无菌条件下操作。
2. 切勿损伤神经、血管或肌腱等。

技法要点

施术中刺激强度要适当，尤其对老、弱、妇、孺患者更要轻巧，以防眩晕。

方1　银屑病——耳穴割治放血疗法治疗

【使用方法】　取手术刀在耳窝内根部中央，割治放血3~5滴。第1次一般为黑褐色血。隔日割治放血1次，连续10次为1个疗程。

【适应证】　银屑病。

【经验体会】　采用耳穴割治放血疗法治疗银屑病，可避免某些药物毒副反应重、耐药性大、疗效低，且疗效不易巩固等不足。

【良方来源】　姜振华. 耳穴割治放血疗法治疗银屑病23例观察［J］. 中医药学刊，2001，19（3）：266.

【临床疗效】　23例患者中痊愈9例，基本痊愈11例，显效2例，有效1例，无加重者。

方2　银屑病——耳穴割治加针刺治疗

【取穴方法】　①耳穴割治：耳郭的神门、肝、内分泌穴位。②针刺治疗：主穴取血海、三阴交、曲池、合谷、风池。配穴：瘙痒及皮损多发于四肢加风市；多发于躯干加风门；病情反复难愈或病程长加肺俞、膈俞、足三里、膏肓；失眠烦躁加内关、神门。

【使用方法】　①外敷药物制备：海珍珠粉、白芥子各100g，研末过80目筛后装瓶备用。②耳穴割治：在耳郭的神门、肝、内分泌穴位上常规消毒后，左手将耳固定，右手持11号手术刀，快而稳准地在穴位皮肤上划割约0.5cm长的切口，穴点在切口中央，深浅以出血为度，勿伤及软骨。然后把外敷药撒在切口上，观察片刻，无过多出血即可。为预防感染，3日以内局部不要沾水和挤压，一般3~5日治疗1次，两耳交替割治，7次为1个疗程，皮损部位严禁洗、抓或外涂药物。③针刺治疗：穴位常规消毒，曲池、合谷、血海、风市、风池、风门均用泻法，不留针；三阴交、肺俞、膈俞、足三里、膏肓、内关、神门用补法，留针20min。3~5日1次，7次为1个疗程。

【适 应 证】 银屑病。

【经验体会】 耳穴划割加外敷药，具有清热凉血、疏通经络、调理脏腑、通达表里之功，使肌肤毛细血管通畅、血液流变明显改善，达到活血化瘀之效；针刺治疗给机体以良性刺激，改善机能状态，抑制表皮细胞的快速增殖，促进局部组织和机体的新陈代谢，达到治疗的目的。耳穴割治与针刺治疗相结合，针药并举，使经络疏通，气血流畅，不仅治表而且治里，可达事半功倍之效。

【良方来源】 马新平. 耳穴割治加针刺治疗银屑病115例 [J]. 中国针灸，2004，24（4）：254.

【临床疗效】 115例患者中治愈25例（21.7%），显效54例（47.0%），有效19例（16.5%），无效17例（14.8%），总有效率85.2%。

方3 女性青春期面部痤疮——耳穴割治治疗

【取穴方法】 耳穴之神门、内分泌、荨麻疹点、面颊区。

【使用方法】 用75%酒精将两耳消毒。用消毒好的手术刀划破上述双侧耳穴皮肤，以轻微出血为度，并用消毒干棉球按压止血。每周割治1次，连割3周为1个疗程，如不彻底，两周后继续治疗第2个疗程。

【适 应 证】 痤疮。

【经验体会】 神门、内分泌两穴配合可调节内分泌，而神门、荨麻疹点两穴配合又可抗过敏，降低皮肤敏感性，面颊穴起到引经作用，且割破皮肤使其出血，能够清热利湿，结痂又能起到长期刺激穴位的作用，从而达到治疗面部痤疮的效果。

【良方来源】 申敏英. 耳穴割治治疗女性青春期面部痤疮50例［J］. 中国民间疗法，2002，10（1）：20-21.

【临床疗效】 50例患者中治愈29例，好转12例，无效9例，总有效率82%。

方4　黄褐斑——耳穴割治配合中药治疗

【取穴方法】 耳穴热点、脾点、肝点、内分泌点、肺点、降压沟。

【使用方法】 患者端坐，穴位部皮肤常规消毒，用新洁尔灭浸泡过的眼科15号手术刀片将所选穴处皮肤迅速划破，放出少量血液（但出血量亦不宜过少，若出血量太少，用75%酒精棉球揉擦，促其出血），每穴出血量以浸湿4个消毒棉球为度，然后用消毒干棉球按压止血。6个穴位分三组：热穴，脾穴一组；肺穴，内分泌穴一组；肝穴，降压沟一组。3组轮流，每次选取单侧一组穴位，隔日1次，6次为1个疗程。

【适 应 证】 黄褐斑。

【经验体会】 耳穴割治属中医刺血疗法，人体五脏六腑、四肢百骸均在耳郭有一相应的点。针刺不同耳穴，通过其与五脏六腑、四肢百骸的密切关系，可达到治疗相应部位疾病的目的。本法即通过耳穴割治放血，发挥其活血祛瘀，调理气机的作用，从而使颜面气血调和，配合中药内调脏腑以治本，从而达到根治黄褐斑的作用。

【良方来源】 秦荣华. 耳穴割治配合中药治疗黄褐斑38例［J］. 山西中医学院学报，2005，6（1）：43-44.

【临床疗效】 38例患者中临床治愈11例，显效12例，有效11例，无效4例，总有效率89.47%。

附：小针刀疗法治疗足底鸡眼

【治疗工具】　小针刀。

【操作方法】　常规消毒，用1%利多卡因1～3ml浸润麻醉病灶局部；戴无菌手套，持小针刀从鸡眼侧方刺入鸡眼底部，左右横向剥离2～3次，再从与前进针方向垂直的鸡眼外侧进针，与前次剥离方向垂直，在鸡眼底部剥离2～3次，出针后用无菌纱布加压5min并包扎患处，2～3日针眼闭合即可去除包扎敷料，在此期间避免伤口污染，一般只治疗1次。术后可口服抗生素预防感染，对疼痛耐受性差的患者可加用止痛药。

【适 应 证】　足底鸡眼。

【禁 忌 证】　无绝对禁忌证。

【经验体会】　经过小针刀进行底部剥离，可造成病变组织与其周围组织联系破坏，鸡眼失去存活条件而萎缩、脱落。与外科手术切除相比，本法简便，伤口小，恢复快，无须拆线，疗效确切。

【良方来源】　吴健. 小针刀治疗足底鸡眼28例［J］. 中医外治杂志，2008，17（6）：38.

第十五节　埋藏疗法

埋藏疗法是在穴位内或其他部位埋藏某些物品或皮损，通过持续性刺激来调整机体气血和阴阳平衡或产生免疫调节作用，而达到治疗目的的一种疗法。

功　效

调整气血，平衡阴阳，调节免疫。

操作方法

1．穴位埋藏　常规消毒，用2%利多卡因做局麻，由腰椎穿刺针刺入穴位得气后，再用穿刺针心把羊肠线顶入肌层，取出穿刺针，外盖消毒纱布，胶布固定。每周1次，5~8次为1个疗程。

2．皮损埋藏　常规消毒，用2%利多卡因做局麻，在无菌操作下取粟粒大之皮损2个，取下后先将其放在生理盐水纱布上，然后在同侧前臂内侧中部作局麻，用11号腰椎穿刺针与皮肤呈45°斜行刺入皮下1.5~2cm，拔出穿刺针后，用眼科虹膜镊将取下之皮损组织顺针眼置入皮下，表面用消毒纱布保护3日。

适应证

皮肤瘙痒症、黄褐斑、痤疮、结节性痒疹等。

使用注意

1．一定要无菌操作。

2．在埋线1~3日内，局部可能出现不同程度的无菌性炎症反应，一般无须处理，若发现分泌物较多，则应采取相应措施。

3．严重心脏病、肺结核、糖尿病、高热者及孕妇等不宜用此法，月经期慎用。

技法要点

1．用于埋藏的物品种类较多，如羊肠线、不锈钢圈、动物组织（如马、猪、羊、鸡的肾上腺等），其中以羊肠线较为常用。

2. 埋藏的皮损以典型的中期皮损为宜。

3. 埋线的深度以皮下组织与肌肉组织之间为宜。

方1 带状疱疹后神经痛——埋线疗法治疗

【取穴方法】 主穴：阿是穴（依据患区面积大小选取4~6个穴位）。配穴：肝气郁结者，选太冲、曲池；脾失健运者，选血海、地机；气虚血瘀者，选足三里、三阴交。

【使用方法】 在选定穴位处常规消毒，取出羊肠线后用生理盐水冲洗，用手术剪将其剪至长约1cm，用2%利多卡因注射液在选定穴位处进行局部麻醉，将剪好的羊肠线用止血钳置入一次性埋线针中，沿局麻点用一次性埋线针将羊肠线植入穴位，进针方向均呈45°斜刺向患区中心，覆盖创可贴，创口保持干燥，4日内不能接触水。3~4周后重复埋线治疗，治疗3次为1个疗程。

【适 应 证】 带状疱疹后神经痛。

【经验体会】 埋线具有双向调节性，机体处于兴奋状态，则埋线的作用是抑制性，机体处于抑制状态，则埋线的作用是兴奋性；其作用机制则是利用羊肠线异体蛋白在机体内缓慢分解吸收过程中，对机体起到长久的、持续的、物理和化学的双重良性刺激，从而起到活血通络，促进机体功能恢复的目的，同时还可调动机体固有的免疫功能，使人体免疫力得到调整和提高。通过对带状疱疹后神经痛病因病机进行分析总结，其病机常错杂，多与肝、脾、肾三经有关，故选取配穴多循经取穴为主，以疏经通络，通则不痛。有研究结果显示，埋线疗法用于治疗带状疱疹后神经痛具有安全、有效、简便易行等特点，值得临床推广应用。

【良方来源】 韦玲，李蕾，高山，等. 埋线疗法治疗带状疱疹后遗症神经痛50例［J］. 山西中医，2011，27（8）：34，39.

【临床疗效】 治愈42例（84.0%），显效3例（6.0%），有效3例（6.0%），无效2例（4.0%），总有效率96.0%。埋线治疗期间以及随访期间，50例患者均无不良事件的发生。

方2 荨麻疹——穴位埋线治疗

【取穴方法】 单纯性荨麻疹取风门、肺俞，伴恶心、腹痛、腹泻者加中脘、天枢，伴胸闷不适者加膈俞。

【使用方法】 局部皮肤消毒后，以0.5%利多卡因做浸润麻醉。取1cm长的羊肠线，套在埋线针缺口上，两端用血管钳夹住。右手持针，左手持钳，针尖缺口向下以15°～40°方向刺入。当针头缺口进入皮内后，左手即将血管钳松开，右手持续进针直至羊肠线头完全埋入皮下，再进针0.5cm，随后把针退出，用棉球或纱布压迫针孔片刻，再用纱布覆盖创口。每次取1～3个穴位，视患者情况每2～4周治疗1次。

【适 应 证】 慢性荨麻疹。

【禁 忌 证】 局部皮肤感染及对埋线过敏者禁用。

【经验体会】 慢性荨麻疹诊断容易，但确定病因较为困难。西医治疗包括予抗组胺药、降低血管通透性药、拟交感神经药等，治疗有效，但大部分停药后易复发。而穴位埋线是将羊肠线埋入穴位，利用羊肠线对穴位的持续刺激作用来治疗疾病。与常规的药物治疗相比，埋线法具有作用持久、副作用小等优点，在顽固性疾病、慢性病的诊疗方面，值得推广应用。由于损伤及羊肠线的刺激，治疗后1～5日，局部可出现红、肿、热、痛等无菌性炎症反应，甚至少量渗液，此属正常现象。若局部红肿、疼痛加剧，并伴有发热，应予局部热敷及抗感染处理。个别患者出现羊肠线过敏，治疗后出现红肿、发热等反应，甚至切口处脂肪液化，羊肠线溢出，应适当做抗过敏处理。

【良方来源】 孙艳萍. 穴位埋线法治疗慢性荨麻疹42例［J］. 中医外治杂志，2009（2）：38.

第十六节 拔罐疗法

拔罐疗法是利用排出罐内空气，产生负压，使其吸附于施术部位，产生溶血现象或机械刺激而治疗疾病的一种方法。

功 效

行气活血，消肿止痛，温经通络。

操作方法

1. 火罐法 利用燃烧时火焰的热力，排出空气，形成负压，将罐吸附在皮肤上。一般用投火法和闪火法。

（1）投火法：将酒精棉球或纸片点燃后，投入罐内，然后迅速将火罐罩在施术部位上，此法拔力较大，但仅适用于侧面横拔，否则会因燃烧物落下而烧伤皮肤。

（2）闪火法：用镊子或止血钳夹住燃烧的酒精棉球，在火罐内壁中段绕一圈后，迅速退出，然后将罐罩在施术部位上。此法比较安全，但拔力较小。

2. 抽气罐法 抽气罐用透明塑料制成，将其紧贴在皮肤上，通过顶部设置的活塞抽气，形成负压，吸住即可。

3. 水煮法 将竹罐放在锅内加水（或药液）煮沸2～3min。使用时用镊子将罐夹出，甩去液体，趁热迅速扣在应拔部位，稍加压半分钟，使之吸牢。

4．药罐法 先将贮药液的抽气罐紧扣患处，再抽去罐内空气；亦可在玻璃罐盛贮一定量的药汁，按火罐法快速吸附在患处。

5．刺血拔罐法 先在一定部位上用三棱针点刺出血，再以闪火法将火罐吸上。

适应证

神经性皮炎、蜇伤所致瘀肿、银屑病、冻疮未溃、慢性湿疹等。

使用注意

1．大血管部位、心前区及孕妇腹部、腰骶部忌用。

2．皮肤溃疡，水肿部位忌用。

3．有心力衰竭、体质虚弱、贫血、肿瘤、出血性疾病患者忌用。

4．操作中防止烫伤。

5．留罐时间不宜太久，避免皮肤起疱，若局部瘀血严重或疼痛时，可轻轻按摩以缓解。

技法要点

1．初次治疗时，拔罐的数量不宜过多。

2．应根据不同部位选用不同口径的火罐，注意选择肌肉较丰满、富有弹性、毛发较少的部位，以防掉罐。

3．所有操作要做到稳、准、轻、快。

4．取罐时不要硬拉或旋转，应以一手扶住罐身，另一手的手指按压罐口一侧皮肤，使空气入罐，罐即脱落。

方1 荨麻疹——神阙拔罐疗法治疗

【取穴方法】 神阙穴。

【使用方法】 嘱患者取仰卧位，根据形体、年龄不同分别选取中、小玻璃罐具，用镊子夹酒精棉球1个，点燃后放罐内绕1~3圈，然后将火退出，顺势迅速将火罐扣在神阙穴上，3~5min后取下，用同样方法连拔3遍，以所施术穴位皮肤潮红为度。每日1次，疗程为1个月。

【适 应 证】 荨麻疹。

【禁 忌 证】 无绝对禁忌证。

【经验体会】 神阙穴拔罐是利用拔罐对神阙穴及其周围皮肤产生良性刺激，通过穴位皮部—络脉—经脉—脏腑的关系，传达治疗信息，发挥祛风散热，调整脏腑阴阳、经络气血的作用，泻蕴结在肌肤之风热邪毒，达到清热解毒、活血化瘀、通络止痒的功效，从而达到治疗荨麻疹的目的。

【良方来源】 王珊珊，宋业强. 复方白鲜皮汤联合神阙穴拔罐治疗慢性荨麻疹60例［J］. 实用中医药杂志，2015，31（8）：729.

【临床疗效】 治愈36例（60%），显效12例（20%），有效9例（15%），无效3例（5%），总有效率95%。

方2 急性荨麻疹——刺络拔罐疗法治疗

【取穴方法】 取穴：大椎穴，肩井（双），肺俞（双），膈俞（双）。辨证选穴：恶风寒者加用委中（双）刺络拔罐，耳尖（双）、耳垂（双）点刺放血；便秘者加用曲池（双）刺络拔罐，配合少商（双）、商阳（双）点刺放血。

【使用方法】 充分暴露患者背部，先在大椎、双肩井、双肺俞、双膈俞按揉，使局部血管充盈，局部皮肤及术者双手做常规消毒，以左手拇指、示指固定腧穴周围皮肤，右手持三棱针点刺2~3针，用口径大小合适的火罐迅速拔在刺血部位；另采用闪火法进行拔罐，从督脉的大椎穴开始，自上而下，依次往下拔至腰骶部；再沿着背部膀胱经自上而下，依次往下拔至腰骶部。时间为10~15min，依次起罐，血罐起罐后用无菌棉签擦拭，再做常规消毒。

【适 应 证】 急性荨麻疹。

【禁 忌 证】 无绝对禁忌证。

【经验体会】 刺络拔罐具有泄热散寒、解表祛风、活血祛瘀等作用。选穴以大椎、肩井、肺俞、膈俞为主。大椎刺络拔罐具有解表散寒泄热之效，《针灸甲乙经》中提到大椎为"三阳督脉之会"，督脉为阳脉之海，总督一身之阳气，三阳中太阳主开，阳明主里，少阳主枢，在此穴刺络拔罐可内清热，外散邪，中枢调。肩井穴、肺俞穴刺络拔罐可有清肺泄热、散寒发表之功。肩井穴为阳维脉和手足少阳经交会穴，《难经》有云"阳维为病苦寒热"。肺外合皮毛，主宣发，《素问·长刺节论》中曰："迫脏刺背，背俞也。"另肺俞穴是足太阳膀胱经穴，风寒外袭，足太阳膀胱经首先受邪，郁遏卫阳，刺之可祛邪。膈俞为八会穴之血会，刺络拔罐有祛风润燥止痒、凉血养血活血之用，是内外同治之意，治风先治血，血行风自灭，驱散风邪，需养血和血行血。

【良方来源】 邱菊，粟胜勇. 基于"外寒里热"病机刺络拔罐治疗急性荨麻疹30例［J］. 广西中医药大学学报，2016，19（3）：37-38.

【临床疗效】 临床痊愈19例，显效7例，有效4例，无效0例，总有效率为100.0%。

方3　Ramsay-Hunt综合征——刺络拔罐为主治疗

【取穴方法】　在翳风穴周围直径范围1.5cm处。

【使用方法】　用75%医用酒精将患者翳风穴部位进行消毒，用三棱针或毫针在消毒周围快速点刺，待有血液流出后再用玻璃小罐（2号）快速闪火吸在点刺出血部位处，出血量宜多不宜少，以5～10ml为宜，起罐后严格消毒点刺处皮肤。急性期持续点刺治疗，1次/d，急性期过后立即停用。

【适应证】　急性病期在7日之内，属于Hunt面瘫急性期患者。

【禁忌证】　无绝对禁忌证。

【经验体会】　刺络疗法，可以"通其经脉，调其气血"，使脉络中风、热、湿、毒邪气随血祛除，可泄热消肿，活血止痛。湿热瘀毒是该病的主要致病因素。《灵枢·九针十二原》中曰："菀陈则除之。"在Hunt面瘫发病早期给予翳风穴点刺拔罐干预可清湿热、祛瘀毒，给湿热瘀毒出路，祛风泻毒，活血止痛。翳风穴属于手少阳三焦经穴，为此经要穴，手足少阳经交会于此。翳风穴所在区域在茎乳孔体表投影点，而茎乳孔内急性炎症性水肿，损害程度与面神经有相关性，因而在此处点刺放血拔罐，可扩张局部血管，使局部炎性水肿血瘀得以缓解，减轻面神经受压程度，同时局部神经组织代谢增快，也可改善血液循环，带走致痛物质，阻断刺激疼痛的不良循环，可促进面神经修复及再生，利于病情趋于好转。

【良方来源】　张晓霞，陆洪虎，黄丽萍，等. 翳风穴刺络拔罐加针刺治疗急性期Hunt面瘫疗效观察［J］. 现代中医药，2017，37（6）：23-26.

【临床疗效】　治疗2个疗程，经统计学分析，两组临床治疗效果差异性显著（$P < 0.05$）。

方4 急性带状疱疹——刺络拔罐法配合紫外线照射治疗

【取穴方法】 疱疹中心或压痛明显部位。

【使用方法】 患者取舒适体位，充分暴露治疗部位，常规消毒操作皮肤区，用小号三棱针快速点刺疱疹中心点或压痛明显部位，刺入5~10mm，速入疾出，点刺出血，然后在与此点相距2mm周围处行密刺法，再点刺2~3下，用闪火法拔罐10min后取罐，清除瘀血，用安尔碘消毒。可在多个不同患部同时或分次治疗。5次为1个疗程，连续治疗2个疗程，10天后观察疗效。然后采用紫外线皮肤病治疗仪局部照射，治疗剂量：窄波UVB，0.02~0.05 J/cm^2，初始剂量为0.02 J/cm^2。做好眼睛及正常皮肤的保护，以后照射根据患者皮肤反应，每次光照剂量增加10%~20%。隔日照射1次，照射5次为1个疗程，10次后观察疗效。

【适 应 证】 急性带状疱疹。

【禁 忌 证】 无绝对禁忌证。

【经验体会】 刺血拔罐可以收敛止痛，控制已发小水疱，防止其进一步发展。局部以紫外线照射，有利于疱疹干燥结痂，止痒，减轻炎症反应，改善局部血液循环，对皮疹愈合有积极作用，尤以缓解疼痛之效明显。刺血拔罐配合紫外线治疗带状疱疹，能缩短病程，减少治疗天数，提高治愈率，明显减轻疼痛。

【良方来源】 刘梦，赵楚红. 刺血拔罐配合紫外线照射治疗带状疱疹53例［J］. 针灸临床杂志，2008，24（12）：20.

【临床疗效】 经10次治疗后统计，53例中临床治愈30例，显效16例，好转7例，无效0例，总有效率100%。

方5 痤疮——刺络拔罐法治疗

【取穴方法】 大椎、肺俞（双）、膈俞（双）。

【使用方法】 局部常规消毒，用三棱针迅速点刺4~8针，应点刺出血，加拔火罐，留罐10min后拔罐，用干净棉球清洁出血点，每周2次。

【适 应 证】 痤疮。

【禁 忌 证】 无绝对禁忌证。

【经验体会】 刺络拔罐法是传统中医综合疗法，由《灵枢·官针》九针中的刺络发展而来，将刺络放血疗法与拔罐疗法相结合。《灵枢·九针十二原》载"凡用针者，虚则实之，满则泄之，宛陈则除之，邪胜则虚之"。刺络拔罐法配合大椎、肺俞、膈俞以活血化瘀泻热，调和气机，驱邪外出，肺经风热得除，痤疮之本得治。

【良方来源】 谭汶键，吴家民，蔡焕昭，等．刺络拔罐法结合清肺汤治疗肺经风热型痤疮疗效观察［J］．广州中医药大学学报，2018，35（6）：1038-1041．

【临床疗效】 经2个疗程治疗后，治疗组总有效率为80.0%，对照组为57.5%。

方6 神经性皮炎——拔罐配合刮痧治疗

【使用方法】 ①拔罐治疗：患者取坐位或卧位，全身放松，医者右手持罐，在患者背部、肩部、前胸及胁肋部涂以温水，选用大小适当的玻璃罐，用闪火法拔罐，1次可拔10~20个罐，时间15~20min，7日治疗1次。②刮痧治疗：患者取坐位或卧位，全身放松，医者以刮痧板蘸凡士林膏，在患者颈项部、前胸部、后背部及胁肋部，均匀刮拭至皮肤发红及皮下有瘀点、瘀斑为度。7日治疗1次。

【适 应 证】 神经性皮炎。

【经验体会】 拔罐与刮痧起到行气活血、舒筋活络、祛风散热等功效，乃利用其温经散寒、清热解毒作用。

【良方来源】 王凤珍. 拔火罐配合刮痧治疗神经性皮炎80例 [J]. 河北中医，2009，31（4）：581.

【临床疗效】 80例患者中痊愈60例，显效15例，无效5例，总有效率93.75%。

第十七节 艾灸法

艾灸法是用艾绒作为施灸材料而在患处或腧穴进行灸治的一种方法。本法主要借助温热的力量而起到温经散寒、理气活血、回阳通经的目的。其灸法种类很多，本节仅介绍无瘢痕灸法、温和灸法和艾条隔药灸法。

功 效

理气活血，温经散寒，回阳通络。

操作方法

1．无瘢痕灸法 先在施术部位涂少量凡士林，再放上艾炷点燃，患者稍觉热烫时即去掉，另换1壮。一般灸3～5壮，以局部皮肤充血起红晕为度。

2．温和灸法 将艾条一端点燃，距患处1.5～3.5cm进行熏灸，令局部有温热感觉而无灼痛，至稍起红晕为度。一般每处灸 3 ~ 5min。

3．艾条隔药灸法 先在穴位或皮损上覆盖适当药物，然后再以艾条施灸，至局部出现温热感为度。每日1次，每次30min。

适应证

各种疣、鸡眼、冻疮、慢性皮炎、疖肿等。

使用注意

1．应严格掌握温度，避免过度烫伤。

2．对局部起疱者，无须挑破，任其自然吸收。

3．施灸时，严防艾火烧坏患者衣服、被褥等物。

4．施灸完毕，必须把艾卷或艾炷彻底灭火，以免引起火灾。

5．凡遇"晕灸"、水疱等，应及时作出相应的处理。

6．妊娠期腰骶部和小腹部不宜施灸。

技法要点

1．施灸的程序，一般是先灸上部，后灸下部；先灸背，后灸腹；先灸头部，后灸四肢；先灸阳经，后灸阴经。情况特殊，可灵活掌握。

2．对小儿和知觉减弱的患者，医生可将示指、中指置于施灸部位两侧，通过手指的知觉来测知患者局部受热程度，而随时调节施灸距离，注意掌握施灸时间，以防止烫伤。

3．艾条隔药灸法所隔的药物有动物、植物和矿物，常用有隔姜、隔蒜、隔葱、隔盐等。

方1　带状疱疹——艾灸蜘蛛穴治疗

【取穴方法】　患者正坐或俯卧，医者站患者后面或侧面，取细线1根测出患者头围大小，将余线除去，再绕颈1周，将两线端对齐，沿胸椎正中线向背后下稍拉紧，合拢的线端达处即是艾灸的穴位——蜘蛛穴。

【使用方法】　灸2~3壮，每日1次。

【适 应 证】　带状疱疹。

【经验体会】　蜘蛛穴位于督脉上，督脉总督全身之阳气，艾灸此穴更能增强补接阳气而致抗病有力，使郁毒引而拔之，托之于外而收效。本法对湿热型效果最佳。

【良方来源】　夏晓菊. 艾灸蜘蛛穴治疗带状疱疹（附85例验证有效报告）[J]. 新中医，1991（11）：33.

【临床疗效】　85例患者中痊愈58例，其中1次愈1例，2次愈11例，3次愈25例，4次愈21例，治愈率68.2%。好转25例，无效2例。

方2　带状疱疹——艾炷灸法治疗

【取穴方法】　最先发的首端疱疹，水疱较密集之处。

【使用方法】　在上述两个点上，分别放1个麦粒大小的艾炷，点燃后，用口微微吹风，当患者感觉灼痛时，用力吹去未燃尽的艾炷。接着，以同法在延伸的水疱最远端一二处上各灸1壮。

【适 应 证】　带状疱疹。

【经验体会】　灸后，刺痛大减，然局部发痒更甚，水疱略有增大，然后逐渐结痂。

【良方来源】　俞震渠．艾灸治疗"蛇缠"［J］．浙江中医杂志，1980（8）：365．

【临床疗效】　一般3～5日获愈。

方3　带状疱疹——围灸法治疗

【取穴方法】　病变局部；心俞、肺俞（均为双侧）。

【使用方法】　将艾条点燃以后以手持之，在带状疱疹周围灸，灸至局部皮肤泛红，再灸患者的心俞、肺俞，亦灸至皮肤泛红为止，时间一般需30～40min，每日1次。

【适　应　证】　带状疱疹。

【经验体会】　运用此法治疗，一般灸治时间为30～40min，治疗的关键是要灸透；所治病例有所选择，一般初起无皮肤发炎者较为适宜，若局部水疱破溃感染者不宜用此法。

【良方来源】　高俊雄．"围灸法"治疗带状疱疹12例临床体会［J］．江苏中医杂志，1986（3）：10．

【临床疗效】　围灸后带状水疱逐渐吸收、结痂、消失，无后遗疼痛现象，所收治的12例患者，经艾灸全部治愈。

方4　多发性跖疣——艾灸治疗

【取穴方法】　阿是穴。

【使用方法】　以艾条间接灸（雀啄灸）阿是穴，每日1次，每次15～20min，艾条与穴位距离以患者自觉表皮不烫、能耐受为度。灸疗得气以局部可见粉红色圆点，其穴位周围或循经有酸、麻、蚁行感为标准。连续6周为1个疗程，2个疗程后判定疗效。

【适　应　证】　多发性跖疣。

【经验体会】《医宗金鉴·刺灸心法要旨》曰"凡灸诸病，必火足气到，始能求愈"。现代研究表明，艾灸局部穴位能使毛细血管扩张，血流加速，促进局部血液循环，故有行气通络活血之功；艾灸可以明显降低血液黏度，改善血液循环和微循环障碍，具有活血化瘀的功效，从而可调整机体各系统脏器的机能活动，提高免疫功能。艾叶的燃烧生成物可附着在皮肤上，通过灸热由损伤的皮肤处渗透进去，起到治疗作用，因此用艾灸治疗母疣并用艾灰封包可以提高疗效。此外，艾灸局部穴位能提高患者的整体免疫功能，同时促进局部的血液循环，有利于免疫活性细胞在局部的聚集，提高局部的免疫应答，因而能有效地控制跖疣复发。

【良方来源】 曹毅，马泽云，郭平. 艾灸治疗多发性跖疣临床疗效观察［J］. 中国中医药科技，2005，10（4）：244-245.

【临床疗效】 30例患者中痊愈26例，有效3例，无效1例，复发1例，痊愈率为86.67%。

方5 难治性跖疣——艾灸治疗

【使用方法】 选取最大或最早出现的皮损（母疣），先在皮损表面涂抹湿润烧伤膏，然后放置麦粒样大的艾炷并点燃，进行无瘢痕直接灸，刺激强度以患者耐受为度，待患者自觉烫时即除去换壮，连灸7壮，每周1次，同时嘱患者每晚洗脚，削去表面角质层后，以艾条间接灸阿是穴（疣体处），每穴15min，每日1次，连续4周为1个疗程，连续2个疗程后判断疗效。

【适 应 证】 难治性跖疣。

【经验体会】 艾灸是中医防病治病的一种非常重要的手段。早在《灵枢·官能》就有"针所不为，灸之所宜"的记载，《医学入门》亦有"凡病药之不及，针之不到，必须灸之"的论述。艾灸性温，能振扶元阳，温煦气血，调整机体功能，又因其气味辛热能运行诸经，艾灸局部穴位，既能发挥艾叶本身的温经通络、活血化瘀、行气等作用，又能结合局部穴位通过穴位刺激，调整阴阳、行气活血，使十二经脉通畅而达到逐瘀散结之功。研究发现，艾灸局部穴位能提高患者的免疫功能，同时促进局部血液循环，有利于免疫活性细胞的聚集，提高机体的免疫应答，从而达到治疗病毒性疣的目的。本方法治疗简便易行，患者痛苦小或无疼痛，治疗后可正常活动，不出现感染、瘢痕等副作用，且复发率低，不影响正常工作和生活，有良好的经济及社会效益，易于在基层医疗单位应用。

【良方来源】 李丽萍，张舒雁，王锰，等. 艾灸治疗难治性跖疣临床疗效观察［J］. 中医药学报，2008，36（3）：29-30.

【临床疗效】 40例患者中痊愈32例，好转4例，未愈4例，复发2例，痊愈率为80%。

方6 跖疣——艾条隔蒜灸治疗

【使用方法】 将大蒜切成2mm厚的薄片，用大头针以间隔2mm距离扎出很多小孔放置在疣体表面，艾条采用雀啄灸，一般每处15min，艾条灸距离以患者自觉表皮热而不烫、能耐受为度。每日1次，连续4周为1个疗程。1个疗程后判断疗效。

【适 应 证】 跖疣。

【经验体会】 现代药理研究发现艾叶有抗菌、抗病毒、增强免疫功能等作用。现代研究证实了艾灸局部可提高机体Th细胞数、调节Th/T比例和白介素-2（IL-2）的产生水平，提高疗效，降低复发率。实验研究发现，无论对正常皮肤还是人乳头状瘤病毒（HPV）感染皮肤，温热均可以促进朗格汉斯细胞的成熟和迁移。

这一研究提示，温热可能会通过增加朗格汉斯细胞的抗原提呈作用，起到治疗病毒疣的效果。43℃被认为是一个关键点，高于此温度将有更多的细胞凋亡，并可能促进特异性免疫应答的建立。大蒜的成分已经被证实有抗病毒效能而且能抑制病毒感染细胞的增生。艾条隔蒜灸治疗跖疣，两者既可起到局部抗病毒作用，又可起到激发机体免疫机能作用，从而提高治疗效果，达到消除疣体的目的。本方法简单经济，疗效好，是中医治疗多发性跖疣的有效外用方法之一，可供临床选用。

【良方来源】 彭子辉，李刚. 艾条隔蒜灸治疗跖疣的临床疗效评价［J］. 光明中医，2011，26（10）：2070-2071.

【临床疗效】 60例患者中痊愈51例，显效7例，好转2例，无效0例，复发2例，治愈率96.7%。

方7 外阴尖锐湿疣——直接灸治疗

【使用方法】 患者取膀胱截石位，找出最大或最早出现的母疣一颗，用艾绒做成高0.3～0.5cm，底面直径为0.3～0.5cm的圆锥形艾炷数颗，灸取疣体顶端，连灸3壮，如有水疱出现可在创面涂金霉素眼膏，3日后复查如不愈，继续用上法治疗，直至疣体完全消失，治疗期间禁止性生活。

【适 应 证】 尖锐湿疣。

【经验体会】 中医认为，艾灸可温通经络，消癥散结。现代研究证明，灸法可提高人体的免疫机能，增强单核细胞、巨噬细胞的吞噬功能，促进抗体形成，增强人体的防御功能。

【良方来源】 唐壹蓉，许幸. 直接灸治疗外阴尖锐湿疣35例［J］. 中国全科医学，2004，7（6）：389.

方8 扁平疣——温针灸治疗

【取穴方法】 阿是穴。

【使用方法】 先找准较大的或最先发出的疣体1~3个，疣体正中心取一穴，以疣体为中心，其上下左右约0.5cm处各取1穴。常规消毒后，疣体正中心用0.3mm×40mm的毫针直刺，以穿过疣体根部为标准；余穴用0.25mm×25mm的毫针斜刺，以达到疣体根部为标准，待得气后，行捻转泻法1min。针刺完成后，将温灸用纯艾条切成20mm小段，插在疣体正中心毫针的针柄上后，用火点燃下端，连灸三炷，待艾炷燃完后，继续留针10min后出针。1日1次，10次为1个疗程，治疗1个疗程后观察疗效。

【适应证】 扁平疣。

【经验体会】 针刺疣体，可疏通局部经气，通络散结，活血化瘀，祛邪消疣，激发机体抗病能力，使疣体干涸脱落，自然吸收消退，不留瘢痕。艾灸可疏通疣体局部经络气机，开泄腠理，使局部血管开放，血量增多，随着血液的旺盛，血中的淋巴细胞和巨噬细胞亦相应增多，免疫细胞浸润于病灶组织，从而增强局部免疫功能，发挥出其抗病毒的作用。温针灸通过针刺和艾灸的双重作用可使热毒清、脉络和、皮疹消，诸证痊愈。此方法经济实用，治愈率高，值得临床推广应用。

【良方来源】 张海山，丁宁，高希言. 温针灸治疗扁平疣临床观察［J］. 亚太传统医药，2009，5（4）：36-37.

【临床疗效】 32例患者中痊愈29例，好转2例，未愈1例，总有效率为96.9%。

方9　寻常疣——艾炷隔姜灸治疗

【使用方法】　将鲜姜切成直径约3cm，厚0.2~0.3cm的薄片，中间以针刺数孔，然后将姜片置于所选的皮损上粘贴住。上置艾炷（约枣核大）施灸，每个皮损灸2壮，以皮损周围的皮肤潮红而不起疱为度。每周2次，连施灸8次。同时用注射用转移因子三角肌皮下注射，每周2次，每次1支，连续4周为1个疗程，疗程结束后1个月观察效果。

【适　应　证】　寻常疣。

【经验体会】　艾炷燃灼患部，使局部产生温热或轻度灼痛的刺激，以调整人体生理机能，提高机体抗病力。皮损部艾炷隔姜灸配合应用转移因子，可以激发和加强患者体内细胞免疫功能，从而达到治疗寻常疣的目的。

【良方来源】　林克.艾炷隔姜灸治疗寻常疣40例［J］.中国针灸，2004，24（9）：664.

【临床疗效】　40例患者中痊愈（皮损全部消退，无新皮损出现）24例，显效（皮损消退70%以上且无新皮损出现）8例，无效（皮损无明显消退且有新皮损出现）8例，总有效率为80.0%。

方10　褥疮——艾灸加生肌散外敷防治

【使用方法】　用0.1%醋酸氯己定溶液（洗必泰）清洗创面，将艾条点燃的一端靠近患处，使艾条与皮肤之间保持3~5mm的距离，使患处有温热感而无痛感为宜，创面范围小，直径2~3cm的，以雀啄食法熏熨，直径3~5cm的，以上下、左右、旋转方法熏熨，直径＞5cm的，用2根艾条同时平行熏熨，以扩大熏熨范围，并勤抖艾灰，以免艾灰掉落，烫伤皮肤，每次灸10~15min。Ⅱ期以上患处涂一薄层生肌散，用无菌纱布覆盖。如果创面坏死组织多，脓痂难以去除时，用过氧化氢液清洗创面，并用大清散外敷，以达到祛腐祛毒的目的。艾灸及上药每日1次，分泌物多时每日2次。

【适应证】　褥疮。长期卧床不起的患者，由于躯体的重压与摩擦而引起的，以局限性浅表皮肤破损，疮口经久不愈为主要表现的慢性疮疡类疾病。

【经验体会】　艾灸是中医治疗方法中的非药物疗法，它可发挥药物与热力的协同作用，具有通经活络、调整脏腑的作用。现代医学研究发现，灸法可使白细胞、红细胞数量显著增加，对增强机体的免疫功能有明显作用。另外，艾叶烟熏对细菌、真菌有较明显的抗菌作用，对腺病毒、疱疹病毒等有抑制作用，可使烧伤创面脓性分泌物减少，控制感染，去除臭味，加快愈合。生肌散主要由煅石膏、硼砂、冰片等药物组成，具有生肌收口作用，其中煅石膏有清热收敛之效，硼砂有清热解毒、消肿防腐之功，冰片可清热止痛、防腐止痒。

【良方来源】　黄香妹，张倩，陈倩倩. 艾灸加生肌散外敷防治褥疮的临床观察［J］. 现代中西医结合杂志，2007，16（9）：1230-1231.

【临床疗效】　28例患者共计34处褥疮，治愈25例，计31处褥疮，有效3例，均为Ⅳ期褥疮，总有效率为100%。治愈时间：Ⅰ期3~5日；Ⅱ期＜5cm者约14日治愈，＞5cm者20日左右治愈；Ⅲ期25~30日治愈。

方11　褥疮——艾灸加敷云南白药治疗

【使用方法】　患者取合适卧位，暴露患处，用75%酒精消毒疮面及周围皮肤，用生理盐水清洗创面，有坏死组织，须在无菌条件下尽量剪去坏死组织或清除脓性分泌物。点燃艾条1支，对准患处，距疮面3~4cm，均匀地上下左右熏灸10~15min，再取适量云南白药撒在创面上，用消毒纱布覆盖，胶布固定，轻者隔日1次，创面渗液较多者每日1次。

【适应证】 褥疮。

【经验体会】 中医认为艾条灸的功能是温经通络，舒气活血，使气血流畅，祛腐生新。艾条灸的灸热能使血液流畅、血液供应充足，促进肉芽增长。云南白药主要成分是三七，具有抗炎、止血、收敛的作用及去腐生肌的效果。1次灸治后，患者疮处痛痒及疮周板紧、压痛均明显减轻，疮内脓液亦减。

【良方来源】 毕玉欣.艾灸加敷云南白药治疗褥疮护理体会［J］.医学信息，2010，23（11）：4400.

【临床疗效】 23处褥疮经治疗后均痊愈。

方12　褥疮——艾灸配合湿润烧伤膏治疗

【使用方法】 在无菌操作下常规清洁消毒创面周围皮肤，3%过氧化氢液、生理盐水涡流式冲洗创面，清除坏死组织。手持艾条点燃一端，据患者耐受情况，距创面3~5cm行灸：创面范围小，直径为2~3cm的适用于雀啄灸疗法；直径在3~5cm者用回旋灸疗法施灸；直径＞5cm者用2节或3节约5cm长艾条点燃后放入艾灸箱内施灸，箱体距离皮肤3~4cm。待患处有温热感后用无菌压舌板均匀地将湿润烧伤膏涂敷创面，药膏厚约1.0mm，外用无菌自粘贴膜覆盖，每日换药2次或3次，20日为1个疗程。

【适应证】 褥疮。

【经验体会】 灸法可温经通络，消瘀散结，治疗气血凝滞之疾。《灵枢·刺节真邪论》云"脉中之血，凝而留止，弗之火调，弗能取之"。艾灸具有活血化瘀、消炎止痛、收敛生肌等功效，同时还能调节机体免疫功能，增强抗病能力。湿润烧伤膏的主要成分为黄芩、黄柏、黄连等，具有清热燥湿、泻火解毒、止痛、生肌的功效；同时湿润烧伤膏属油剂，亲脂性强，可与创面组织形成一层保护膜，为褥疮提供湿润的环境，不仅利于细菌排出，而且可阻止外部病菌的侵入。实施封闭创面，防止外界污染和二次损伤，有利于上皮细胞增生、移行，促进肉芽生长和创面再生修复。

【良方来源】　谭晓慧，王欢．艾灸配合湿润烧伤膏治疗压疮疗效观察及护理体会［J］.新疆医科大学学报，2011，34（3）：330.

【临床疗效】　44处褥疮中经治疗后37处痊愈，治愈时间为9～18日，平均（11.01±3.12）日，3处显效，4处无效，有效率为90%。

方13　斑秃——艾灸加梅花针叩刺治疗

【使用方法】　以艾条悬灸患处，距离2～3cm，以患者能耐受为度，每处灸10～15min。以碘伏消毒患处皮肤后，采用消毒过之梅花针，利用弹力垂直叩打患处，反复进行，直至皮肤微出血为度。隔日治疗1次，7次为1个疗程，治疗2个疗程后观察结果。

【适 应 证】　斑秃。

【经验体会】　艾灸可改善局部末梢循环，起温经活血之功。《医宗金鉴》云"宜针砭其光亮之处，出紫血毛发庶可复生"，故以梅花针重叩局部，可使血液供应增加，促进毛发的生长。二者合用效果甚佳。

【良方来源】 刘顺益，丁喜艳. 艾灸加梅花针叩刺治疗斑秃17例［J］. 中医药导报，2011，17（4）：89.

【临床疗效】 17例患者中痊愈13例，显效3例，无效1例，总有效率为94.1%。

方14　灰指甲——艾灸治疗

【使用方法】 先用刀片刮除病甲表层，然后点燃艾条在病甲上熏灸，调节艾火与病甲的距离，使温度适宜，以患者能耐受为度。要防止烫伤周围皮肤。每次灸15～20min，每日灸3～4次，一般连续灸15～20日。

【适 应 证】 灰指甲。是指甲部的真菌感染引起的指甲损害。

【经验体会】 艾叶苦辛温燥，为纯阳之品，用于治疗甲癣不论熏灸、浸泡均有效。现代药理研究表明，艾叶有抗菌作用，艾熏法对多种致病性皮肤真菌也有抑制作用。此外，艾火直接对准病灶，其高温也可直接杀灭不耐高热的真菌。艾灸还能促进甲下及其周围组织的血液循环，改善和提高局部营养，促进新甲生长、病甲脱落。艾灸治疗灰指甲安全有效，简便易行。

【良方来源】 马仁智，孟云凤. 艾灸治疗灰指甲［J］. 中国民间疗法，1996（1）：32.

方15　鸡眼——艾灸治疗

【使用方法】 将艾绒搓成锥状如黄豆大艾炷，引燃直接放在鸡眼上，当艾炷燃至患者感觉可以接受的灼痛时，用镊子将艾炷夹去，连续灸3～8炷，以局部皮肤红晕或发黄为度，每日1次，6日为1个疗程。一周后鸡眼逐渐出现无菌性化脓反应，可用消毒针刺破放出脓液，稍用酒精棉压迫，灸疮结痂自然脱落。

【适 应 证】　鸡眼。

【经验体会】　艾灸治疗可直达病体，消除过度角化层，同时能温通经络，激发经气，改善局部营养状况，从而达到治疗目的。

【良方来源】　李贵岳，杨宏军. 艾灸治疗鸡眼36例［J］. 中华医药学杂志，2003，2（12）：89.

【临床疗效】　36例患者中痊愈（鸡眼全部消失，无瘢痕，无疼痛）30例，基本痊愈（鸡眼基本消失，无疼痛，有瘢痕）4例，好转（鸡眼变色，由深变浅，向里凹陷）2例。

方16　鸡眼——冰片加艾灸治疗

【使用方法】　治疗时局部洗净，取少许冰片，放在鸡眼中心。点燃艾条，对准鸡眼处熏灸，艾条距鸡眼0.5~1cm，使鸡眼根部有烧灼感，根据个人忍受能力的强弱来决定艾灸时间的长短，一般每次反复熏灸5~6min，每日或隔日1次，灸1~7次统计疗效。

【适 应 证】　鸡眼。

【经验体会】　冰片气味辛散，具有散壅、利结、开闭之作用。借助艾灸之热力，使药性极易进入皮下组织吸收发挥药理作用。用此法治疗鸡眼，疗效显著，且简便易行、经济实惠，值得推广应用。

【良方来源】　余萍如，熊小明. 冰片加艾灸治疗鸡眼［J］. 中国针灸，1997，17（3）：190.

【临床疗效】　82例、132只鸡眼中治愈120只，其中灸少于3次治愈者94只，灸3~7次治愈者26只，好转者12只（因患者未坚持治疗），治愈率为90.9%，有效率为100%。

方17 过敏性紫癜——艾灸治疗

【取穴方法】 合谷、曲池、足三里、三阴交等穴。

【使用方法】 用温和灸，每次15~30min（每穴5~7min），至局部皮肤红晕为度。每日1次，6次为1个疗程，连续治疗2个疗程。

【适 应 证】 过敏性紫癜。是一种微血管变态反应性出血性疾病，症状以下肢大关节附近及臀部分批出现对称分布、大小不等的斑丘疹样紫癜为主，易反复发作。

【经验体会】 艾灸可以调整脏腑功能，促进机体新陈代谢，增加白细胞、红细胞的数量和吞噬细胞的功能，增强人体免疫力，有理气养阴益髓、补益脾胃、调和气血、温通经络、补虚升陷、解痉止痛、拔毒消肿、扶正培元之功效。

【良方来源】 雷翠云. 艾灸治疗过敏性紫癜96例［J］. 实用中医药杂志，2003，19（2）：88-89.

【临床疗效】 96例患者中，第1个疗程痊愈42例，显效28例，好转20例，无效6例；第2个疗程痊愈48例，好转6例，总有效率为100%。

方18 小儿红臀症——艾灸治疗

【使用方法】 将艾条点燃后在患部温和灸10~15min，每日1~2次，5日为1个疗程。每个部位施灸时间不宜过长，以免引起局部灼伤。连治2个疗程进行评定。

【适 应 证】 小儿红臀症。

【经验体会】 艾灸可以温通经脉，活血化瘀，改善局部的血液循环，促进局部皮肤的修复，又因直接作用于局部，较之口服药物，疗效更加迅捷可靠，且方便易行，值得推广应用。

【良方来源】 段丽丽，段建伟. 艾灸治疗小儿红臀症［J］. 浙江中医杂志，2005，40（6）：238.

【临床疗效】 经治疗后，63例患儿中，60例痊愈（肛门皮肤恢复正常，局部粟粒状皮疹或溃疡消失，红臀愈合），3例好转（肛门周围皮肤红肿减轻，粟粒状皮疹及溃疡范围缩小），0例无效（红臀范围及皮疹、溃疡不见改善，甚至加重），总有效率为100%。

方19　复发性单纯疱疹——耳穴贴压加艾灸治疗

【取穴方法】 耳穴贴压：耳穴之脾、肺、肾、口、面颊。艾灸：足三里、丰隆、局部水疱处。

【使用方法】 每次于单侧贴王不留行籽，两耳交替，2日1次，5次为1个疗程。嘱患者每日按压耳穴5次，每次3~5min。采用悬灸法，每次5min，以周围有红晕为宜，局部疱疹处悬灸至瘙痒感消失。为避免口面部艾灰掉落引起烫伤，可铺孔巾暴露疱疹处。每日灸1次，结痂后只灸足三里、丰隆，5次为1个疗程。

【适 应 证】 复发性单纯疱疹。是指单纯疱疹病毒引起的皮肤、黏膜部发生的红斑、水疱，常于免疫力低下时发作。

【经验体会】 肾为先天之本，脾为后天之本，脾主运化，健脾可资气血生化之源，肝藏血，耳穴取脾、肝、肾可气血双补。口、面颊为局部取穴。足三里、丰隆和胃健脾，通腑化痰，脾胃健运，气血调和，则疱疹不易复发，标本兼顾，故可获良效。悬灸患处水疱，可温通经络，敛腐生肌，从而加速水疱结痂脱落。二法合用，可明显缩短疗程，效果更佳。

【良方来源】 余蕾，李月梅，曹雪梅. 耳穴贴压加艾灸治疗复发性单纯疱疹临床观察［J］. 中医针灸，2005，25（4）：255-256.

【临床疗效】 54例患者中痊愈30例，显效15例，有效9例，无效0例，总有效率为100%。其中3日内结痂30例，1周内结痂24例。

方20 复发性口疮——药糊填脐合艾灸治疗

【使用方法】 清洁脐窝，取药粉（成分：吴茱萸、细辛各3g，川黄连1g，冰片0.5g，研细混匀过80目筛）0.5g，加食醋少许调成稀薄糊状，涂于脐部，复以清艾条点燃后，保持2~3cm距离进行悬灸，每晚1次，每次30min，再以胶布覆盖固定，24h去除。发作期每日治疗1次，一般1~2次疼痛缓解，3~4次溃疡愈合。缓解期每隔5日治疗1次，1个月为1个疗程。

【适 应 证】 复发性口疮。

【经验体会】 脐中为神阙穴，该部位敏感性高，渗透力强，渗透快，药物易于穿透弥散而被吸收。神阙穴总理人体诸经百脉，联系五脏六腑、四肢百骸、五官九窍、皮肉筋膜。吴茱萸、细辛治口疮"取其能散浮热，亦火郁发之之义也"（《本草纲目》），川黄连治心脾炽热，再以艾条悬灸，借神阙穴以开升降之枢机，引火下达外出，而令水火既济，取得满意疗效。

【良方来源】 郭如冰. 药糊填脐合艾灸治疗复发性口疮 [J]. 安徽医学，1998，19（3）：62.

【临床疗效】 60例患者中特效20例，显效、有效38例，无效2例，有效率为96.6%。

方21 神经性皮炎——梅花针叩刺加艾灸治疗

【使用方法】 采用梅花针叩刺局部病损部位，然后将艾条点燃后悬于皮炎病损部位，以有温热感、皮肤红晕而无灼痛又能耐受为度。每日灸2次，每次15min，10日为1个疗程，共治疗2个疗程。

【适 应 证】 神经性皮炎。

【经验体会】 中医认为，艾叶苦、辛、温，入脾、肝、肾经，具有温经通络、散寒除湿的功效。首载《名医别录》说"艾叶灸百病"，《本草从新》中说"艾叶苦辛……能回垂绝之阳，通十二经，走三阴，理气血，逐寒湿，暖子宫，止诸血……以之灸火，能透诸经而除百病。"《药性本草》称艾叶"治癣甚良"。研究表明，艾叶含有挥发油，对皮肤可产生轻度的刺激，引起发热潮红，有利于皮损部位的真皮和皮上组织的神经、血管、淋巴管和肌肉功能渐趋正常，激发和增强机体的抗病能力。临床实践证明，对神经性皮炎进行梅花针局部叩刺加艾灸，可使局部皮肤瘙痒明显减轻或消失，一般10多日后皮损逐渐消退，肤色也慢慢地恢复正常。

【良方来源】 彭仲杰，陈艳林. 梅花针叩刺加艾灸治疗神经性皮炎32例［J］. 云南中医中药杂志，2008，29（5）：43.

【临床疗效】 32例患者中治愈25例，好转5例，无效2例，总有效率为93.75%。

方22 体表溃疡——艾灸治疗

【使用方法】 患者取舒适体位，坐位或卧位，充分暴露患处，已溃破有分泌物及腐肉组织者应先用生理盐水及过氧化氢液清洗创面，暴露基底，使创面干净后方可施灸。取清艾条1支点燃一端后对准患处悬灸30~60min，温度以患者能耐受为准，艾火与皮肤表面的距离约寸许。要求灸至局部发红，或边缘出现皱纹，或渗出增多，或创面中心有一层薄膜形成，1~2日，灸后酌情敷以祛腐生肌类药物。

【适 应 证】 体表溃疡。

【经验体会】 灸法治疗热病，主要不在于灸火热力大小，而在于温热性刺激走而不守的经络调节作用，灸能解其郁，通其经，以热引热，故郁解热亦退。是因灸有补阳之功能，"阳生则阴长"，说明灸法有增强或兴奋脏腑组织机能的作用，具有双向性调节作用。

【良方来源】 闫翠兰. 艾灸治疗体表溃疡126例［J］. 中国煤炭工业医学杂志，2000，3（2）：198.

【临床疗效】 126例患者中治愈101例，显效14例，有效8例，无效3例。治愈率为80.16%，总有效率为97.62%。治疗时间最短5次，最长50次。

方23 特应性皮炎——艾灸法

【取穴方法】 双侧足三里、血海、曲池。

【使用方法】 采用水平回旋灸的操作方式，用艾条点燃的一端于距离施灸部位2cm处进行艾灸，同时在皮肤平行方向做直径约3cm的顺时针旋转。每次每个施灸部位艾灸20min，隔日施灸1次，共14次，疗程为4周。

【适 应 证】 特应性皮炎。

【经验体会】 在特应性皮炎的各类证型中，临床上脾虚湿蕴证较为普遍。现代医家普遍认为特应性皮炎的整个发病过程中，脾气虚弱是本，风湿热瘀等邪气蕴结是标，故各证型的特应性皮炎都要重视健脾除湿，调和脾胃。艾灸治疗对于调理脾胃常疗效显著。

【良方来源】 肖丹. 艾灸法治疗轻中度特应性皮炎（脾虚湿蕴证）的临床疗效观察［D］. 成都：成都中医药大学，2018.

【临床疗效】　32例患者中，基本痊愈5例，显效19例，有效5例，无效3例。总有效率90.6%。

方24　银屑病——艾灸法

【取穴方法】　皮损部位，配合气海、足三里、血海。

【使用方法】　用艾灸装置艾灸，每次30min，每周3次，共治疗8周。

【适　应　证】　血瘀证斑块型银屑病。

【经验体会】　斑块型银屑病多为血瘀证，常用的治则主要包括温经通络、活血散瘀等。艾灸除了局部刺激，还具有温经活络、调节经络、调节免疫功能、综合治疗等作用。《灵枢·官能》言"针所不为，灸之所宜"，《医学入门》亦称"药之不及，针之不到，必须灸之"。血瘀证银屑病皮损处多气血瘀滞不畅，湿、毒、瘀聚结，在行气的基础上予以艾灸温通治疗，则湿去、毒清、瘀散。

【良方来源】　陈朝霞，李萍，张广中，等. 艾灸治疗血瘀证斑块型银屑病：随机对照研究［J］. 中国针灸，2021，41（7）：762-766.

【临床疗效】　38例患者中，整体痊愈16例，显效10例，有效8例，无效4例，有效率达89.5%；靶皮损痊愈17例，显效12例，有效7例，无效2例，有效率达94.7%。

方25　扁平疣——麦粒灸配合三棱针挑刺

【取穴方法】　患处。

【使用方法】　用75%酒精棉球常规消毒扁平疣区域，然后在扁平疣区域涂少量冬青油或凡士林（以粘住米粒艾炷），取特级清艾绒少许制成 2mm×3mm 的米粒状，放置于扁平疣之上方，用线香点燃米粒状之艾绒，让其自然蔓延，直至烧至皮肤有隐约痛感且疣体呈焦痂状为止，重复上述方法 5 次，麦粒灸时可用特定电磁波谱照射患部上方，以促进局部血液循环。然后，再用 75% 酒精棉球消毒扁平疣区域，继续用三棱针挑刺呈焦痂状的扁平疣组织，并用血管钳轻轻予以剥离。每日 1 次，直至扁平疣被完全剥离，一般 2 周为 1 个疗程。

【适应证】 扁平疣。

【经验体会】 本病多由气血失和，腠理不密，风热毒邪，乘机袭入，搏结于肌肤，发为皮部；或怒动肝火，肝旺血燥，筋气不荣，肌肤不润所致；或血虚肝失养，以致气血凝滞，郁于肌肤而成。若病程日久，毒邪进一步耗伤正气，则肝郁气血凝滞，形成肝瘀痰凝之证，毒邪更加顽固难除，容易反复发作。治疗应以解毒化瘀、和血通络为法。扁平疣为风热毒邪搏结、气血瘀滞所形成的病理性产物，以麦粒灸配合三棱针挑刺治疗本病，既可疏风清热解毒散结，又可温经通络活血化瘀，标本同治，可有效预防复发。

【良方来源】 张蓉，陆琼，陆晓玲，等. 麦粒灸配合三棱针挑刺治疗扁平疣的疗效观察［J］. 上海针灸杂志，2018，37（5）：548-551.

【临床疗效】 51 例患者中，痊愈 32 例，显效 7 例，有效 7 例，无效 5 例，有效率达 90.2%。

方 26　带状疱疹——中药外敷辅雷火灸

【取穴方法】 足三里、阿是穴、血海、阳陵泉、夹脊穴。

【使用方法】 患者维持适宜体位，取雷火灸药条置于专用艾盒孔内，点燃，将艾盒置于上述穴位之上，然后以干净的大治疗巾将患者的穴位、艾盒同时包裹住，并妥善固定，单次灸的时间控制在20min左右，1次/d。中药外敷疗法：①三黄膏，组方为黄芩、黄连、黄柏、大黄等；②止痛膏，组方为大黄、浙贝母、白芷、木香等；③青黛膏，组方为青黛、赤石脂等。3种药方取等同剂量充分混合后对患者的水疱处进行涂抹，厚度控制在0.5cm左右，以保鲜膜密封，促进药物吸收的同时避免药物沾染衣物，单次敷药时间为3h，1次/d；完成敷药之后，可以清油浸润棉签，将残留药物擦除，禁止水洗。

【适 应 证】　带状疱疹。

【经验体会】　作为传统中医疗法，雷火灸中蕴含多种中药成分，基于经络学说理论的指导可以发挥出较好的扶正祛邪作用，雷火灸燃烧状态下可以产生红外线等辐射能量，作用于人体穴位，可借助热力作用向组织深部渗透，进而实现对患者机体机能的有效调节。相对比普通艾灸来说，雷火灸具有更高的温度，所发挥的能效也更为显著。联合应用中药方剂外敷疗法与雷火灸疗法，基于温热刺激的影响，可以提高患者局部血液循环速度，有利于外敷药物成分更好地深入皮肤组织深处发挥作用，进而实现温经通络、活血化瘀、祛风散寒以及扶正祛邪的功效，从根本上解除患者病症。

【良方来源】　郑潇潇，程喜荣. 中药外敷辅以雷火灸治疗带状疱疹临床观察［J］. 光明中医，2020，35（23）：3732-3734.

【临床疗效】　35例患者中，痊愈20例，有效13例，无效2例，有效率达94.29%。

方27　带状疱疹——铺棉灸

【取穴方法】　皮损部位。

【使用方法】　患者取合适体位，充分暴露皮损部位，用碘伏常规消毒；医者将棉片轻压于皮损处或令其自然落于皮损处；划燃火柴，将棉片一角点燃，棉片瞬间燃尽后为一度，重复数次；清理灸灰后常规消毒，根据皮损情况涂以烫伤膏，嘱患者施灸处避免沾水、摩擦等刺激。燃烧时可用指腹轻扣施灸部位周围的皮肤，分散患者的注意力；也可掐患者合谷穴帮助镇静。

【适 应 证】 带状疱疹及带状疱疹后神经痛。

【经验体会】 铺棉灸治疗带状疱疹时，灸棉燃烧取疾吹火或拍火，每次灸2~3遍使灸力轻巧，避免阻碍热邪发散，每日施灸以及时透邪，防止热毒再次聚集从而更好地发挥拔毒泻火之效。而治疗带状疱疹后神经痛时使灸棉自灭且施灸频率低、疗程长，灸力较绵长和缓，偏向补法以养血托毒。神经性皮炎初发时皮损边界不清（皮损内可包含少量正常皮肤），故初发时灸棉面积可略大于皮损，使治疗不漏邪，病情迁延形成苔藓样变后皮损边界明确，此时灸片大小选择与皮损一致。每次治疗灸量可稍大而频率低，泻邪后留以时间使气血恢复，补泻结合防止治疗频繁而耗伤阴血。

【良方来源】 宣敬雯，李雪梅，任奎羽，等．"补泻兼施"铺棉灸法在皮肤病中的应用［J］．成都中医药大学学报，2022，45（4）：90-94．

第十八节　刺络放血疗法

刺络放血疗法又叫刺络疗法、刺血疗法、泻血疗法、针刺放血疗法，是用针具或刀具刺破或划破人体特定的穴位和一定的部位，放出少量血液，以治疗疾病的一种方法。古代医家对放血疗法非常重视，《素问·血气形志》说："凡治病必先去其血。"《灵枢·热病》中说："心疝暴痛，取足太阴、厥阴尽刺去其血络。"

机 制

根据经络学说和针刺原理，用三棱针、粗毫针或小尖刀刺破穴位浅表脉络，放出少量血液，以外泄内蕴之热毒，疏通经脉，调气理血，促邪外出以达到治疗疾病的目的，且具有消肿止痛、祛风止痒、开窍泄热、镇吐止泻、通经活络、镇定、止痛、泻热、消肿、急救、解毒、化瘀等功效。

操作方法

分点刺、挑刺、丛刺三种刺法。

1. 点刺有速刺（对准放血处，迅速刺入1.5～3mm，然后迅速退出，放出少量血液或黏液。该法运用较多，大多数部位都宜采用）、缓刺（缓慢地刺入静脉1～2mm，缓慢地退出，放出少量血液，适用于腘窝、肘窝、头面部放血）之分。

2. 挑刺是针刺入皮肤或静脉后，随即针身倾斜，挑破皮肤或静脉放出血液或黏液，适用于胸、背、耳背静脉等处的放血。

3. 丛刺是用集束针在一定的部位作叩刺，刺数多、刺入浅，以有血珠渗出为度，适用于扭挫伤、脱发、皮肤病等。同时还经常配合拔罐疗法。

适应证

痤疮、银屑病、脱发、丹毒、痈疽疮疡等皮肤病。

使用注意

1. 治疗前应正确选择适应证，并做好宣传解释工作，解除患者的思想顾虑。

2. 操作过程中，要严格消毒，防止发生感染。

3. 熟悉解剖部位，避开动脉血管。

4. 施术中要密切观察患者的反应，以便及时处理，避免意外发生。

5. 刺血时如果出现晕针，应立即停针止血，让患者平卧休息，适当饮服温开水，严重者可用毫针刺激人中、合谷、足三里等穴。

6. 刺血后若局部发生血肿，可用手指挤压出血，或用火罐拔出；如果仍不消退，可用热敷促使消散。

7. 如果不慎误伤动脉出血，不要紧张，可用消毒棉球在局部加压止血。

8. 放血量主要根据不同病情而定，一般新病较重、血热、血实者，放血量宜多一些，反之则少一些；体质强壮者放血量宜多一些，体质虚弱者放血量宜少一些。最大放血量不宜超过200ml，以免发生危险。

方1　扁平疣——耳背静脉放血法治疗

【取穴方法】　取耳背静脉。

【使用方法】　常规消毒耳背皮肤后，用尖头刀片挑破一侧耳背上方近耳轮处之浅表小静脉，挑破出血后则任其外滴，待血自行凝固为止，然后局部涂以碘酊，上置1个干棉球，再以胶布固定即可。放血后头2日避免洗头，每周放血1次，双侧耳背交替。

【适　应　证】　扁平疣。

【经验体会】　本法具有开窍、泄热、活血、消肿等作用。扁平疣与瘀血有一定的关系，故临床应用本法有效。

【良方来源】　徐昌泰. 耳背静脉放血治疗扁平疣100例 ［J］. 中医杂志，1984（12）：8.

【临床疗效】　共治疗100例患者。其中皮损全部消退者49例；

皮损大部分消退或面部皮损消退，余处皮损未退者5例；余46例经6次治疗后皮损无变化，判为无效。痊愈率为49%，总有效率为54%。有效者一般治疗2~4次开始见效。

方2 青紫病——放血疗法治疗

【取穴方法】 人中、十宣、地仓、承浆、太阳、十趾尖。

【使用方法】 用三棱针于上述穴位点刺，挤捏针孔，每穴放血10滴左右，每隔10~15min 1次。

【适 应 证】 青紫病。青紫病由于血液中缺少氧气，而呈青黑色，并出现头晕、乏力、目眩、嘴唇发青与四肢呈青紫色等症状。肠源性青紫病的致病机制为亚硝酸盐类食物中毒，又被称为紫绀症、乌嘴病，是指食入含亚硝酸盐类食物中毒。亦有误把亚硝酸盐当食盐用的中毒报告。

【经验体会】 本法虽然有些疼痛，然疗效高，副作用小，值得推广。

【良方来源】 陈克琳. 针刺放血治疗青紫病［J］. 浙江中医杂志，1986（1）：21.

【临床疗效】 一般4~5次痊愈。

方3 痤疮——耳穴放血加自血疗法治疗

【取穴方法】 以耳穴之肺、内分泌、子宫、面颊区或额为主穴；以耳穴之脾胃、皮质下、肾上腺、神门为配穴。足三里（双）。

【使用方法】 请患者自己轻揉一侧耳郭4min，至其完全充血发红，然后用消毒手术刀尖在选定的穴位（一般取主穴2~3个，辅穴3个交替选用）上划破皮肤0.1~0.2cm，以不伤及软骨为度，每次以血浸湿2~3个消毒干棉球为宜，术后包扎伤口。隔3日在另一侧耳部施术，两侧交替进行。另又抽取自身肘静脉血3ml，立即注入双侧足三里穴，每6日1次。耳穴放血8次与自血注射4次为1个疗程。

【适应证】 结节、囊肿性痤疮。

【经验体会】 在耳部对上述穴位进行放血刺激可镇心安神，调整脾胃功能，促进气血运行，疏通经络，清泄上熏颜面之热毒。足三里有强壮作用，是美容要穴，刺激足三里可增强免疫功能和促进气血生成。

【良方来源】 魏玲. 耳穴放血加自血疗法治疗结节囊肿性痤疮［J］. 中西医结合杂志，1991，11（9）：571.

【临床疗效】 治疗组20例患者，痊愈9例（45%），显效7例（35%），有效3例（15%），无效1例（5%）；总有效率为95%。

方4 皮肤瘙痒和面部美容——针刺耳穴放血治疗

【取穴方法】 皮肤瘙痒：风溪穴、耳轮区、皮肤瘙痒部位的耳穴、敏感点。面部美容：风溪穴、颈淋巴穴、肿瘤特异带、耳垂区、敏感点。

【使用方法】 消毒局部皮肤后，用采血针刺破耳穴表皮，挤出1~2滴血，只需几次即可。

【适应证】 皮肤瘙痒、面部美容。

【禁忌证】 局部皮肤感染者及凝血功能障碍性疾病患者禁用。

【经验体会】 本方法操作简单，起效快，价格便宜，值得临床推广。

【良方来源】 达江海. 针刺耳穴治疗皮肤瘙痒和面部美容［J］. 双足与保健，2010（4）：33-35.

方5　黄褐斑——耳尖放血配合局部围刺

【取穴方法】　取神门、交感、肝、脾、肺、子宫、内分泌、面颊；皮损区阿是穴区。

【使用方法】　每次治疗选择一侧耳郭的4~6穴，治疗前用手指揉捏耳郭3min左右，常规消毒，用0.7mm一次性注射无菌针头点刺，深度以刺透软骨不刺透对侧皮肤为宜，出血后用力挤，出血10~20滴，1~2次/周，10次为1个疗程。面部皮损区常规消毒，取0.5~1寸的毫针围刺皮损，根据皮损区的范围大小选取针的规格，一般是在四周斜向中心围刺，相距1cm，与皮肤呈15°平刺进针，进针深度以破皮为度，至患者局部有微微发热为止，留针10~15min，隔日1次，10次为1个疗程。

【适 应 证】　黄褐斑。

【经验体会】　耳尖放血通过刺激与黄褐斑发病有关的穴位，治疗黄褐斑的易患因素，调和气血，疏通经络，活血化瘀，使黄褐斑得到根本治疗。面部围刺可以疏通面部经络，调和气血，促进病变部位的血液循环，改善组织的新陈代谢；同时由于十二经络都直接或间接联系于面部，故围刺面部穴位，也可以起到调整整体经气、化瘀通络、消除褐斑之功效。

【良方来源】　吴艳，黄蜀，童丹丹，等. 耳尖放血配合局部围刺治疗气滞血瘀型黄褐斑60例［J］. 中医外治杂志，2010（3）：11.

【临床疗效】　经过2个月的疗效观察，基本治愈20例，显效26例，好转10例，无效4例，总有效率93.33%。

方6　银屑病——放血疗法治疗

【取穴方法】　取华佗夹脊穴。

【使用方法】 华佗夹脊穴常规消毒后，用26号1寸长毫针从上而下刺之，不留针，使针刺处少许出血。如不出血用棉球擦拭以使出血。1日或隔日1次，15次为1个疗程。

【适 应 证】 银屑病。

【经验体会】 根据"治风先治血，血行风自灭"原理，采用点刺放血法治银屑病，疗效较好。值得注意的是，治疗期间应停用其他疗法。

【良方来源】 张连诚. 华佗穴放血治疗银屑病［J］. 浙江中医杂志，1990，25（9）：423.

【临床疗效】 共治疗240例患者，一个疗程治愈148例，2个疗程治愈85例，3个疗程以上治愈7例。一般针刺4~7日皮损开始消退。240例均经1年以上随访未复发。

第四章
其他特色疗法

第一节　温泉疗法

温泉疗法是用矿泉水外洗以治疗疾病的方法。

功　效

活血通络，解毒杀虫，润肤止痒。

操作方法

有天然矿泉水和人工矿泉水两种。入池内先取半坐位，然后适当用力揉擦皮损，时间以发汗自觉舒适为度。一般低温温泉（37～39℃）30min，中温浴（40～42℃）20min，高温浴（43～45℃）10min，每日1～2次，30～40次为1个疗程。

适应证

银屑病、瘙痒病、泛发性神经性皮炎、痒疹、多汗症、慢性湿疹、鱼鳞病、扁平苔藓、皮肤淀粉样变性、下肢慢性溃疡、脂溢性皮炎等。

使用注意

1. 高血压病、心脏功能不全、严重的肺心病、恶性肿瘤、癫痫患者慎用此法。

2. 急性皮炎不宜用此法。

技法要点

硫黄温泉适用于银屑病、瘙痒病、脂溢性皮炎、泛发性神经性皮炎、慢性湿疹、鱼鳞病等；盐酸温泉适用于慢性湿疹、鱼鳞病等；明矾温泉适用于多汗症、下肢慢性溃疡等；苦味温泉适用于瘙痒症等；碳酸温泉适用于痒疹、扁平苔藓、皮肤淀粉样变性等。

方1　关节病型银屑病——温泉浴联合中药熏蒸治疗

【使用方法】　温泉浴治疗（天然"硫酸钙型含氡的高热泉"）采用全身浸浴法，水温控制在38～41℃，入浴后取半卧位或坐位，1日1次，30min/次，并嘱患者在浴中尽可能做些轻微的伸缩关节的活动。疗程为6周。温泉浴后再给予中药熏蒸治疗，采用智能中药汽疗仪，开机预热10min后，加入过滤后的中药滤液（组方为白花蛇舌草、半枝莲、土茯苓、金银花、丹参、薏苡仁、大青叶、生地黄、当归、赤芍、党参、山药、甘草）200ml，控制治疗时间为20min/次，温度37～43℃，待有大量的水蒸气，且仓内温度达37℃时，扶患者进入仓体，将头部暴露在仓体外，关好熏蒸仪的门，进行熏蒸治疗。熏蒸后，立即用浴巾擦干身体，1日1次，15日为1个疗程，一般治疗2～3个疗程。

【适应证】　关节病型银屑病。关节症状与银屑病皮损呈平行关系，主要为非对称性外周多关节炎。以手、腕、足等小关节多见。

【经验体会】　温泉中含氡气和硫酸根、钙离子、镁离子及其他微量元素，为多种有用成分富集的复合矿泉水，有良好的医疗价值。温泉浴对关节病型银屑病的治疗作用机制可能是①温热作用使皮肤毛细血管扩张，血流加速，改善微循环，有助于清除沉积于皮肤的免疫复合物，促进关节肿胀吸收，并有镇痛止痒作用；②去除皮损鳞屑，减少皮肤对日光照射的屏障作用；③该温泉水为中放射性水质，有一定的放疗作用；④温泉水中含有大量矿物质，使水的比重加大，患者在水中的关节活动变得比较容易。

【良方来源】 张红艳，姜功平，张禁．温泉浴联合中药熏蒸治疗关节病型银屑病的护理［J］．当代护士，2010（12）：85-86．

【临床疗效】 48例患者治疗3周后皮损减轻，关节症状明显缓解；治疗6周后皮损痊愈，关节症状消失。48例患者经治疗后均痊愈出院。

方2 老年性皮肤瘙痒——中西医结合温泉水治疗

【使用方法】 用浴缸使用温泉水浸泡身体，水不漫过胸部，早、晚各1次，每次20min，不可搓澡，不可使用浴液，浴后用全棉毛巾沾掉水分。

【适 应 证】 老年性皮肤瘙痒。

【经验体会】 温泉水含有放射性氡、硫化氢、硅酸、钙、氖、钾、锶、钡等矿物质和微量元素，水分子团小，渗透性强。温泉本身的矿物质透过表皮渗入身体皮肤时，其化学物质可刺激自律神经、内分泌系统及免疫系统，对多种顽固疾病有疗效。

【良方来源】 杨芳．中西医结合温泉水治疗老年性皮肤瘙痒［J］．山西职工医学院学报，2010，20（1）：61．

【临床疗效】 40例患者中痊愈27例（67.5%），有效11例（27.5%），无效2例（5%），总有效率为95%。

第二节　保留灌肠疗法

保留灌肠疗法是将中药液从肛门灌入大肠，以治疗疾病的一种方法。本法不受患者吞咽功能的限制，吸收快、药效发挥迅速，有利于中医急症治疗的开展。

功　效

避免吞咽，促进药物吸收。

操作方法

1. 患者排便，或用清水灌肠，以利于药物吸收。

2. 将药液倒入一次性灌肠袋内，挂于输液架上。

3. 患者取左侧卧位，双膝屈曲；或俯卧位，双膝屈曲。臀部垫以一次性垫单和治疗巾，露出肛门。臀部可略微抬高，以利保留药液。

4. 在肛管头上涂抹润滑油，然后拧开调节阀，放出管内温度较低的液体并排出管内空气。用手腕试灌肠袋内液体温度，如感觉微温（药温以39～42℃为宜），即可捏紧肛管，轻缓地插入肛门内10～15cm，使药液慢慢地灌入肠内。

5. 药液流完后，立即关闭调节阀，稍停一下，然后慢慢将管从肛门内抽出并以纸包裹。

6. 嘱患者留住灌入药液，不要随即排出。必要时可用便纸压肛门数分钟，以助患者保留药液。每次保留药液时间要在30min以上。

7. 每日2～3次，一般7～10日为1个疗程，如病情需要，中间休息3日后，再进行下1个疗程。急危重症，灵活掌握。

适应证

不肯服药之人或不能服药之证以及急危重症皆可运用本法，如系统性红斑狼疮伴有高热等。

使用注意

1. 妊娠患者慎用。

2. 嘱患者灌肠后若有腹胀感或排便感应尽量忍耐。

技法要点

1. 每次灌入的药液量要因人而异。成人为200~300ml；小儿按年龄酌减，1岁以下用15~30ml，1~3岁用30~60ml，3岁以上用60~100ml。

2. 插肛管时，动作宜轻缓，以免损伤黏膜。

3. 灌肠的药温、时间、速度要因人、因证而异。

> **方 婴幼儿湿疹——中药保留灌肠治疗**
>
> 【使用方法】 ①根据患儿情况选择正确体位，清洁肛周皮肤，垫一次性小单，润滑肛管；②自肛门轻轻插入肛管5cm，抬高臀部10cm，把温度为38℃药液（2ml/kg）缓慢灌入肛门内；③药液注入完毕后，缓慢拔除肛管，用卫生巾在肛门处轻轻按揉，并嘱患儿家长观察15min，保留药液1h以上。1日1次，15日1个疗程。
>
> 【适 应 证】 婴幼儿湿疹。
>
> 【经验体会】 直肠有大量的静脉丛，具有很强的吸收能力，特别是直肠下静脉丛经过髂内静脉直接进入下腔静脉。经直肠吸

收的药物，不经过肝、胃等脏器，直接进入血液循环而发挥疗效，减少了药物对这些脏器的危害，同时也减少了消化酶对药物的破坏，这是其他疗法所不能比拟的。

【良方来源】 周立东，李波，史月君，等.中药保留灌肠治疗婴幼儿湿疹120例［J］.中国中医药信息杂志，2010，17（4）：73.

【临床疗效】 120例患者中临床治愈67例（55.8%），显效35例（29.2%），好转14例（11.7%），无效4例（3%）。

第三节　腕踝针

腕踝针是从腕部和踝部取相应的点进行皮下针刺来治疗疾病的一种针刺疗法。

功　效

腕踝针具有疏通经络，调和脏腑功能。

操作方法

1. **体位**　视患者情况及病情而定，取坐位、卧位均可。

2. **消毒**　75%酒精或碘伏均可。

3. **针具**　0.25mm×25mm一次性不锈钢毫针。

4. **针刺步骤**　针尖与皮肤呈30°快速刺入真皮下；使针循着肢体纵轴沿真皮下尽可能表浅缓慢推进，进针时以感到松软没有阻力，且患者无任何酸、麻、胀、重、痛等特殊感觉为宜，必要时需进行调针，针刺进皮下的长度宜至接近针体末端，以露出针身2mm为宜；用胶带固定针柄；通常留针30min，也可视病情而定，但一般不宜超过

24h；出针时，一手用无菌干棉球轻压进针点，另一手将针拔出。

适应证

1. 各种急性疼痛和慢性疼痛 如急性扭伤引起的疼痛、手术后疼痛、换药疼痛、慢性腰痛、癌症疼痛等；腕踝针止痛效果确切，起效迅速。

2. 某些神经精神疾病及症状 如失眠、焦虑症、抑郁症、应激反应、创伤后应激障碍等。

3. 其他 内科、外科、妇科、耳鼻咽喉科、眼科、皮肤科等各科部分病症。

使用注意

1. 进针方向以朝向病端为原则，针刺方向一般向上，如果病症在手足部位时，针刺方向朝下（手足方向）。

2. 针刺时，以操作者感到针下松软，患者无任何特殊感觉为宜。若针下有阻力或患者出现酸、麻、胀、沉、痛等感觉，则表示针刺太深。应将针退出，使针尖到达皮下，重新刺入更表浅的部位。

3. 注意不要刺伤血管，避免皮下出血。针身通过的皮下若有较粗的血管或针尖刺入的皮肤处有显著疼痛时，进针点要沿纵线方向适当移位。

4. 留针时，不做提插或捻转等行针手法；注意晕针的发生；应防止针刺部位感染；精神疾病患者不宜长时间留针；孕妇慎用。

技法要点

当有多种症状同时存在时，要分析症状主次，根据主要症状的定位选择针刺点。

方1　带状疱疹后神经痛——腕踝针

【取穴方法】　根据带状疱疹后神经痛部位制订。若疱疹发于膈肌以上部位，疼痛在膈肌以上，取手腕上两横指处进针；若疱疹发于膈肌以下部位，疼痛在膈肌以下，取脚踝上三横指处进针。皮损在左边，取左手腕（脚踝）处进针；皮损在右边，取右手腕（脚踝）处进针。疼痛在哪个分区就在对应分区进针。

【使用方法】　患者平卧、俯卧或者侧卧位，75%酒精棉球或碘伏常规消毒穴位皮肤区域，采用0.25mm×25mm一次性无菌针灸针，左手固定进针点上部（拇指拉紧皮肤），右手拇指在下方，示、中指在上方夹持针柄，针与皮肤角度呈30°，快速进入皮下，针体贴近皮肤表面，针体沿皮下表层刺入一定深度，以针下有松软感为宜。若患者有酸、麻、胀、沉感觉，说明针体深入筋膜下层，进针过深，需要调针至皮下浅表层。针刺方向一般朝上，以患者旋转手腕部无痛感为佳，若针刺部位有痛感，将针慢慢退至皮下，重新调整针刺方向及深度，使其无痛感，用输液贴固定针柄。通常留针30min，每日1次，7天为1个疗程。

【适应证】　带状疱疹后神经痛。

【经验体会】　机体皮部组织通过经络与五脏六腑联系沟通，而腕踝针的作用机制为针刺皮部可调节相应部位所关联脏腑与经络的效能。针刺位置与机体各部分纵区一一对应，只需在腕踝部的相应部位针刺，就可以激发机体对应位置的针刺反应，达到减轻对应区域病痛的目的，具有"通则不痛"的作用。另外，皮部以卫气为主，腕踝针刺激皮部的相应穴位可以通畅气机，达到缓解疼痛的目的。

【良方来源】　徐莉. 腕踝针加体针治疗带状疱疹后遗神经痛疗效观察［J］. 长春中医药大学学报，2008，2（5）：532.

【临床疗效】 35例患者中治愈28例（80%），显效3例（8.57%），好转3例（8.57%），无效1例（2.86%），总有效率为97.14%。

方2 药疹——腕踝针

【取穴方法】 全身瘙痒选用双上1区（前臂屈侧，腕横纹上二横指，小指侧的尺骨缘前方）。双侧大腿内侧局部瘙痒选双下1区（内踝最高点上三横指，靠跟腱内缘）。小腿胫前局部瘙痒选双下3、4区（下3区，在内踝最高点上三横指，胫骨前缘向内1cm处。下4区，在外踝最高点三横指，胫骨前缘与腓骨前缘的中点。）

【使用方法】 患者平卧、俯卧或者侧卧位，75%酒精棉球或碘伏常规消毒穴位皮肤区域，采用0.25mm×25mm一次性无菌针灸针，左手固定进针点上部（拇指拉紧皮肤），右手拇指在下方，示、中指在上方夹持针柄，针与皮肤角度呈30°，快速进入皮下，针体贴近皮肤表面，针体沿皮下表层刺入一定深度，以针下有松软感为宜。若患者有酸、麻、胀、沉感觉，说明针体深入筋膜下层，进针过深，需要调针至皮下浅表层。针刺以患者旋转手腕部无痛感为佳，若针刺部位有痛感，将针慢慢退至皮下，重新调整针刺方向及深度，使其无痛感，用输液贴固定针柄。通常留针30min，每日或隔日1次，7天为1个疗程。

【适 应 证】 药疹致瘙痒。

【经验体会】 腕踝针刺激小，留针，是一种补益法。药疹实质上也是一种变态反应，中医统称"药毒"，中医理论认为，药疹患者主要为"风、湿、热、毒"等侵袭皮肤造成气血凝滞，肌肤失养，热毒壅盛，腕踝针有养血滋阴，润燥止痒之效。

【良方来源】 徐泽．腕踝针治疗瘙痒症15例疗效观察［J］．黑龙江中医药，1987（2）：39．

【临床疗效】 15例患者中治愈13例（86.6%），好转1例（6.6%），无效1例（6.6%），总有效率为93.4%。

第五章
综合疗法

已有的外治用法虽然较多，而且还不断有新的外治用法问世，但是单纯某一种用法常不能充分地满足临床实际工作中各种各样皮肤病的需要，因此在临床中就需要两种或数种用法的联合使用，以求更符合皮肤病的实际情况。

1. 不同外治用法的联合使用主要包括以下几种情况。

（1）以药物为主的局部用法的联合使用：①两种以药物为主的局部用法的联合使用，例如当急性皮炎有明显糜烂、渗出时，先用马齿苋水剂湿敷，然后外涂植物油调如意金黄散，即为湿敷法与涂药法的联合使用；②数种以药物为主的局部用法的联合使用，例如当慢性皮炎有明显浸润、肥厚时，先用中药浸泡半小时，擦干后，再用中药卷熏10min，最后外用10%黑豆馏油软膏封包，即为洗药法、熏药法、封药法的联合使用。

（2）以药物为主的局部用法与以手法或器械为主的局部用法的联合使用：例如当小腿静脉曲张性溃疡周围有锁口皮时，先用三棱针在锁口皮处点刺引血，然后敷贴化毒散膏，即为引血疗法、敷贴法的联合使用。

（3）腧穴用法与局部用法的联合使用：例如对硬皮病的硬化皮损，先用艾卷灸15min，然后外贴阳和解凝膏，即为艾灸法与薄贴法的联合使用。

2. 不同外治用法的联合使用应注意以下几点。

（1）所选择的不同外治用法之间要能够相辅相成。

（2）各种不同外治用法之间要联系紧密，不能间隔时间过长。

方1　带状疱疹——刺络拔罐法治疗

【取穴方法】　取发病部位的一侧，沿着神经分布，由背部脊柱旁始至前正中线止（不论有无疼痛及疱疹）。

【使用方法】　常规消毒后，用皮肤针由后往前依次叩刺，已产生疼痛及疱疹处重叩，以皮肤微出血为度。叩刺区加拔火罐，每日1次。

【适　应　证】　带状疱疹。

【经验体会】　本法可疏通经络、清热祛湿、行气活血、拔毒止痛。其作用原理可能与提高痛阈、对大脑的各级中枢疼痛神经进行抑制等有关。本法见效快、效果好、痛苦少。

【良方来源】　胡永如. 皮肤针加拔罐法治疗带状疱疹30例报告［J］. 实用中西医结合杂志，1991，4（10）：594.

【临床疗效】　共治疗30例患者。全部病例每次治疗后疼痛均见明显减轻，1周内疼痛完全消失，疱疹结痂。平均治愈天数为6日，有5例治疗3次即愈。

方2　带状疱疹——点刺拔罐法治疗

【取穴方法】　疱疹顶端。

【使用方法】患部用碘酊和酒精棉球常规消毒，用梅花针叩打或用三棱针点刺，将疱疹顶端全部刺破，然后取火罐滴入95％的酒精5～10滴，投火点燃后待其燃烧正旺时，迅速将火罐扣入被刺破的疱疹上，须臾罐内皮肤隆起，有少量的血液渗出。待3～5min后将火罐取下，用消毒纱布擦去血迹，清洁局部。如疱疹面积大者，可重复上法，分段分块进行，连拔数罐。

【适 应 证】　带状疱疹。

【经验体会】　此法具有操作简便、经济安全、疗效迅速之优点，为治疗带状疱疹之良法，值得推广。应用此法时应注意：疱疹溃破感染化脓者不宜用此法；孕妇的腹部、腰骶部应慎用此法。

【良方来源】　蒋利. 点刺拔罐治疗带状疱疹［J］. 江苏中医杂志，1985（5）：29.

【临床疗效】　共采用此法治疗带状疱疹1 000例，疗效显著；发病时间短者（3～5日）疗效高，且不留任何后遗症；发病时间长者（10日以上），其疗效差，并易留下疼痛、瘢痕等后遗症；而已有感染化脓者则不易治愈。

方3　带状疱疹后神经痛——刺血拔罐和水针治疗

【取穴方法】　刺血取疱疹处，水针取疱疹发病节段病侧夹脊穴2个。

【使用方法】

1. 刺血拔罐　常规消毒疱疹处皮肤，术者左手舒张皮肤，右手持三棱针将疱疹处如豹纹般散刺出血后拔罐5min左右即可，治疗期间需观察罐内皮肤情况，若发现水疱，立即起罐。

2. 水针疗法　用5ml注射器抽取维生素B$_{12}$溶液，常规消毒疱疹发病节段病侧夹脊穴2个，每穴注入药液0.5ml，每日1次，10次为1个疗程。

【适 应 证】　带状疱疹后神经痛。

【禁 忌 证】　无绝对禁忌证。

【经验体会】　张子和认为"针刺放血，攻邪最捷"，在患处皮肤用三棱针散刺放血，可使内蕴热毒随血外泄；拔罐可借助吸力以加强祛瘀止痛效果；维生素B_{12}注入可营养神经，促进受损神经的修复。

【良方来源】 何明．刺血拔罐和水针治疗带状疱疹后遗症神经痛28例［J］．中医外治杂志，2005，14（6）：55.

方4 带状疱疹——三步疗法治疗

【取穴方法】 病变局部并辅以支沟、血海、肝俞、曲池、合谷、病变区相应节段的夹脊穴。

【使用方法】 第一步采用皮肤针法：病变局部常规消毒，用软柄皮肤针重叩疱疹处，使疱疹破裂并出血。然后用多功能拔罐理疗器于皮损明显且出血较多处拔罐，3~5min起罐，并用干净棉签清除皮肤血液。第二步艾灸疗法：在完成第一步后，将艾条2~4支点燃，在皮肤针所叩击并出血处上方距皮肤2~3cm处进行回旋灸，灸至皮损处干燥，不流液体，患者自觉舒适，痛痒感消失为度，艾灸时间则根据病变面积大小确定。第三步针刺疗法：在完成以上两步后，先于皮损处行常规消毒，在疱疹连接成片的周围，用30号（0.3mm×25mm，1.5~2.0寸）毫针沿皮横刺向成片疱疹的中心，深度0.5~1寸，每针相距1~2寸。针数随患处面积大小而定，并辅以支沟、血海、肝俞、曲池、合谷、病变区相应节段的夹脊穴。肝经郁火加行间；脾经湿热加内关、阳陵泉。均用泻法。每次留针20min，5min行针1次。以上三步，每日1次，1周为1个疗程。疱疹结痂后停止第一步，只执行第二步、第三步。

【适 应 证】 带状疱疹。

【禁 忌 证】 无绝对禁忌证。

【经验体会】 运用三步疗法，大大缩短了病程，从而提高了疗效，取得较好的临床效果。应用本组方法治疗时，皮肤针叩击范围不宜过窄，凡有疱疹处均应叩击并出血；艾灸时间不宜过短，悬灸至病变皮肤叩击处干燥、不流液体为度；围刺的毫针数量不宜过少，如治疗不彻底，多遗留有疼痛之症。另外，治疗期间应保持二便通畅，大便的通畅对清泻湿热毒邪至关重要。同时，应嘱患者治疗期间和治疗后半年内饮食宜清淡，忌食辛辣肥甘厚味，以防病情加重和复发。

【良方来源】　邵勇. 三步疗法治疗带状疱疹72例［J］. 中医临床研究，2010，18（2）：64.

方5　扁平疣——针刺和贴耳穴治疗

【取穴方法】　针刺以双侧三阴交、足三里、血海为主穴，再根据扁平疣分布部位选取配穴，以颜面手背为主者配双侧合谷，以前臂手背为主者配曲池、大椎。耳穴主取心、肺、肝、内分泌、皮质下等穴，若痒甚加神门，久不愈者加枕穴。如果疣在面部多者，取与面部相对应的穴位，如前臂较多者取与前臂相对应的穴位。

【使用方法】　针刺同时配合耳穴，把医用胶布剪成边长0.5cm的正方形小块，把贴耳穴专用磁珠放在小胶布中央粘住，耳部常规消毒后，按耳穴贴上粘有磁珠的小胶布块，用手加压，以耐受为限。治疗时患者取仰卧位，针刺以泻法为主，得气后留针20min，隔日1次，10日为1个疗程，每疗程结束后休息1周再进行第2疗程。耳穴两耳交替粘贴，夏季3日、冬季5日更换1次。对于个别面部疣体较多较大者，经消毒后，持0.5寸毫针浅刺疣体表皮，可同时留针，一般需治疗1～3疗程，在针刺和贴耳穴期间停止运用其他任何疗法。

【适 应 证】 扁平疣。

【禁 忌 证】 无绝对禁忌证。

【经验体会】 ①针刺的主穴及配穴以泻法为主，"得气"与否与疗效关系密切，取穴要准，配穴要灵活，才能起到通经络、泻风热、和气血的作用。耳穴加压每日不得少于3次，每次不得少于2min，以耳部轻微发热发红为宜，但注意避免损伤耳部皮肤。②治疗中途有少数患者可能出现疣体增多、增大，色泽加深的现象，这时只要坚持继续治疗，仍可获效。③据经治病例观察，病程越短治愈越快，疗效与年龄、性别关系不明显，炎热季节避免日光下暴晒，少食辛辣厚味之物，不用或少用不同类型的化妆品。

【良方来源】 徐少悟. 针刺和贴耳穴治疗扁平疣［J］. 中国医学创新，2009，6（27）：145.

方6 斑秃——梅花针结合中药外搽治疗

【取穴方法】 病变局部。

【药物组成】 基本组方甲液为人参、氨基酸、奎宁、氟米松等；乙液为斑蝥、辣椒、丹参、红花等。

【使用方法】 常规消毒梅花针和脱发部位，以腕力叩刺脱发部位，使皮肤潮红，微微出血为度，叩刺结束，再用酒精棉球消毒叩刺部位以预防感染，隔日叩刺1次。非叩刺日外用生发搽剂，先搽甲液，10min后再搽乙液，每日2次。

【适 应 证】 斑秃。

【禁 忌 证】 对上述药物过敏者慎用。

【经验体会】 梅花针对斑秃的疗效早有定论，《医宗金鉴》说"宜针砭其光亮之处，出紫血，毛发庶可复生"，根据百病之始生，必先于皮毛为治则，以梅花针叩刺患处使其血脉流通、经络疏通，化瘀活血，起到活血生新的作用。生发搽剂甲液中的人参、氨基酸有营养局部皮肤、血管、毛囊组织之功能，对于毛发再生起辅助作用；乙液中的斑蝥、辣椒、丹参、红花可刺激头部充血，调节局部血行。涂搽甲液10min后应用乙液，有利于甲液的充分吸收，以提高其疗效。

【良方来源】　羊剑秋，李超．梅花针结合中药外搽治疗斑秃[J]．光明中医，2008，23（10）：1548．

方7　痤疮——自血疗法结合针刺治疗

【取穴方法】　自血注射的穴位：双侧曲池、血海、足三里。针刺的穴位包括大椎、肺俞、膈俞、脾俞、肝俞、大肠俞；局部围刺。

【使用方法】　每次一穴（双）常规消毒，抽取患者肘正中静脉血6ml，迅速注射到穴位里，每穴注射3ml，1周注射2次，穴位交替使用；根据分型（肺经血热型、肠胃湿热型、痰湿瘀滞型）而选取上穴针刺及行局部围刺，自血注射治疗的同时进行针刺，10次为1个疗程。

【适　应　证】　痤疮。

【禁　忌　证】　局部皮肤感染者及凝血功能障碍性疾病患者慎用。

【经验体会】　采用自血疗法是由于自血含有免疫物质，能够调节机体代谢，使之产生活性物质，增强免疫功能，抑制皮脂腺分泌。根据"经脉所过，主治所及"的原理，选用足三里，足三里是足阳明胃经的合穴，此经起于鼻翼两侧，在面部绕行后，向下经胸腹至足中趾。痤疮皮损好发于面部及前胸，正与足阳明胃经的走行相合，足三里还具有清热解毒、活血化瘀的作用。曲池是手阳明大肠经的合穴，具有散风、理肠的作用。血海属足太阴脾经，能健脾除湿，清血中之热。三穴都是治疗皮肤病之要穴。同时根据分型选用不同针刺穴：背俞穴是足太阳膀胱经腧穴，太阳经为多气多血之经，其经脉与督脉交会于百会穴，督脉是诸阳经之会；大椎是督脉经穴，刺之可泻诸阳经气血之热；脾俞属脾经的背俞穴，脾统血，脾胃相表里，刺之泻其湿热之淤积；肝俞是肝经的背俞穴，肝胆相表里；膈俞为血会，刺之可泻肝胆郁热；肺俞是肺经的背俞穴，大肠俞是大肠经的背俞穴，肺与大肠相表里，刺之泻肺之血热。总之诸穴同用具有清热、凉血、利湿作用，从而达到较好的治疗效果。临证治疗时一定要结合脉证，辨证施治。

【良方来源】 蒋良英. 自血疗法结合针刺治疗痤疮50例的临床观察［J］. 内蒙古中医药，2010，29（14）：32.

方8　斑秃——背俞放血合针刺治疗

【取穴方法】 心俞、膈俞、胆俞、丰隆、三阴交、太冲、风池。

【使用方法】 取背部俞穴之心俞、膈俞、胆俞，每日一对，点刺后拔罐放血，每穴出血2ml左右，并取丰隆、三阴交、太冲、风池行针刺。除三阴交用平补平泻法外，其余均用泻法，留针15min。每日1次。

【适 应 证】 斑秃。

【禁 忌 证】 无绝对禁忌证，高血压病患者及过度紧张者可行局部麻醉。

【经验体会】 采用《伤寒论》中活血三法中的泻热通瘀法，根据经络循行取与头部关系密切的足太阳膀胱经经穴心俞、胆俞，点刺放血以泻诸阳；膈俞为血会，达活血通络之目的；配合丰隆、三阴交健脾化痰，太冲疏理肝气，风池祛风通络。诸穴配伍，祛除病因，使斑秃症状痊愈。

【良方来源】 洪婕. 背俞放血合针刺治斑秃［J］. 浙江中医杂志，2004，39（2）：84.

方9 白癜风——铜制剂配梅花针与艾灸外治

【使用方法】 于皮损片作常规皮肤消毒后，用消毒棉签蘸取5%灭菌硫酸铜溶液反复涂抹患处，并同时用消毒梅花针从外圈向内圈轻轻弹刺皮损部位，每次5～10min，以轻微出血为宜。弹刺后用艾条温灸皮损处，边灸边涂抹5%灭菌硫酸铜溶液，每次温灸10min，以有温热感为宜。

【适 应 证】 白癜风。

【禁 忌 证】 无绝对禁忌证，过敏者停用。

【经验体会】 铜离子是黑色素形成的一种必需微量元素，所以补充铜制剂成为临床治疗白癜风的有效措施之一。而梅花针与艾灸是传统的中医外治方法，能加速皮肤吸收，使药物通过动脉通道、角质层运转（包括细胞内扩散、细胞间扩散）及表皮深层的转动吸收，通过一个或多个途径进入血液循环；在梅花针基础上涂抹药液加上艾灸，可使皮肤角质层含水量增加至50%以上，角质层经水合作用可膨胀成多孔状，易于药物的穿透，同时皮肤温度增加至37℃以上，增加血流速度，也增加了皮肤吸收铜离子的速度。临床观察认为，铜制剂透皮外治吸收安全，一般无不良反应，药物能直达病所。克服口服铜制剂治疗数月的长期性，缩短疗程，减少胃肠道不适，也可避免静脉注射铜制剂可致死亡的危险。

【良方来源】 赵金，邹钰. 铜制剂配梅花针与艾灸外治白癜风的临床观察 [J]. 微量元素与健康研究，1999，16（3）：39-40.

方10 斑秃——毫针针刺配合皮肤针叩刺治疗

【取穴方法】 治则：滋阴补肾，健脾和胃，益气活血。主穴：阿是穴（脱发区）、百会、四神聪、生发穴。配穴：血虚证配足三里、三阴交；血瘀证配合谷、三阴交。手法：虚证用补法，实证用泻法或用平补平泻法。

【使用方法】 采用毫针针刺配合电针及皮肤针叩刺的方法治疗。操作：用26号或28号针（1.5寸或1寸）在脱发区围刺，其他穴位按常规针刺方法操作，均以得气为度，然后接电针（采用疏密波），留针30min，起针后于脱发区局部用皮肤针叩刺，以渗血为度。20日为1个疗程，1次/d，连续治疗3个疗程。

【适 应 证】 斑秃。

【禁 忌 证】 无绝对禁忌证。

【经验体会】 针灸治疗斑秃，可纠正斑秃患者全身的神经体液及内分泌机能失调，改善血管收缩和舒张的功能及纠正皮脂腺功能紊乱。

【良方来源】 李亚男. 毫针针刺配合皮肤针叩刺治疗斑秃90例 [J]. 中国实用医药，2009，4（34）：209-210.

方11 黄褐斑——飞腾八法配合刺血拔罐治疗

【取穴方法】 ①针刺方法：采用飞腾八法针法的即时开穴为

主穴，以内关配公孙，外关配临泣，后溪配申脉，列缺配照海的八脉交会穴配穴法取配穴。②刺血拔罐方法：取穴大椎、肺俞、膈俞、心俞、肝俞。

【使用方法】　①每日针1次，5次为1个疗程，疗程间休息3~5日，继续下1疗程治疗，同时采用辨证分型针刺治疗。根据患者的现病史、斑色、面色、舌体、舌质、舌苔、脉象等方面分为五种类型。肝郁气滞，气滞血瘀，针太冲、中封；肾阴亏虚，精血不足，针复溜、阴谷；脾胃虚损，气血亏虚，针足三里、三阴交；心气不足，容颜失养，针神门、膻中；脾虚湿盛，湿阻经络，针阴陵泉、太白。上述类型均采用平补平泻手法。②每次选取一穴，进行皮肤常规消毒后，用三棱针点刺出血或用皮肤针叩刺至皮肤微微发红，再行拔罐。以上穴位交替使用。体壮者每日1次，体弱者2~3日治疗1次，5日为1个疗程，疗程间休息3~5日。

【适 应 证】　黄褐斑。

【禁 忌 证】　无绝对禁忌证。

【经验体会】　①用飞腾八法治疗黄褐斑，是根据不同时辰人体经脉气血周流的变化，按时选取一组八脉交会穴治疗。从而协调全身阴阳，调理脏腑经络，益气养血，调节冲任，活血化瘀，疏通经络，使气血得以上荣于面达到治疗的目的。②黄褐斑的主要病机为瘀血阻滞，气血不能上荣于面，所以治疗时，配合刺血拔罐及辨证取穴疗法，起到疏通经络，活血祛瘀的作用，使脉络气血上承于面，色斑消退。

【良方来源】　郝广义，王阳，朴联友.飞腾八法配合刺血拔罐治疗黄褐斑80例［J］.上海针灸杂志，2007（4）：21.

方12 荨麻疹——泻血疗法治疗

【取穴方法】 大椎、血海。加减：疹发上肢加曲池；疹发下肢加风市、委中；疹发背部加膈俞、风门。

【使用方法】 先在穴位的局部按揉，使其达到红润充血，常规消毒，然后用三棱针点刺，当血溢出，速用闪火法将玻璃火罐吸附在穴位上，并左右旋转，使出血量增加，留罐15min。隔日1次，7次为1个疗程，休息3日再进行下1个疗程。

【适 应 证】 荨麻疹。

【经验体会】 本法功擅活血祛瘀、清热通经，且疗效较高、疗程短、方法简便，临床可参考使用。

【良方来源】 刘志国. 泻血疗法治疗荨麻疹［J］. 上海针灸杂志，1987（3）：46.

【临床疗效】 共治疗15例患者。其中2次治愈4例，7次治愈7例，10次治愈3例，15次治愈1例。3年后随访均未见复发。

方13 老年皮肤瘙痒症——针刺耳穴并放血治疗

【取穴方法】 耳尖及相应部位（耳穴对应的瘙痒区域）。

【使用方法】 选取一侧耳郭，使用75%酒精消毒，左手戴一次性乳胶手套固定该侧耳郭，右手持一次性7号针头，取耳尖及相应部位（耳穴对应的瘙痒区域），点刺放血，至出血3~5滴，如为全身性瘙痒则点刺肺穴放血。用消毒干棉球擦拭并压迫止血，随后右手以拇指、示指、中指持0.7cm毫针捻转刺入耳穴的皮质下、肝、脾、内分泌、肾上腺、膈、神门，风溪诸穴，每次留针20~30min，3日治疗1次，双耳交替进行。

【适 应 证】 老年皮肤瘙痒症。

【禁 忌 证】 局部皮肤感染者及凝血功能障碍性疾病患者禁用。

【经验体会】 老年皮肤瘙痒症患者多由于年老体弱、肾气已衰，气血不足而引起，故此病缠绵不愈，治疗颇为棘手。中医称本病为"痒风"，多因风湿瘀滞于皮肤所致，宜采用祛风利湿通络之法。耳与全身经络、脏腑有千丝万缕的联系。针刺法通过对耳郭上的腧穴进行刺激，产生调节机体生理功能、防治疾病的作用。本方案中以耳尖放血，针刺耳穴之内分泌、风溪穴达到镇静、止痒、抗过敏之功效，相应部位点刺放血可镇静止痒、活血通络，使治疗信息速达病所，而针刺耳穴之肝、皮质下、脾三穴可祛风利湿、养血熄风、润肤止痒，神门、膈两穴可镇静止痒，起到表里兼治的作用。耳针治疗老年皮肤瘙痒症既可益气养血、祛风利湿，又可活血通络，起效快，值得临床推广。

【良方来源】 刘景卫，李双庆．针刺耳穴治疗老年皮肤瘙痒症疗效观察［J］．中国中西医结合皮肤性病学杂志，2005，4（4）：252-253．

方14　寻常型银屑病——经络三联法治疗

【机　　制】 银屑病（俗称牛皮癣）是一种慢性、反复发作、以表皮细胞过度增殖为特点的皮肤病。此病顽固难治，易于复发，是国内外皮肤科的重点研究和防治疾病之一。经络三联法即医用羊肠线穴位埋藏、耳背刺络放血、耳穴贴压法的联合应用，是运用经络、腧穴长效刺激治疗寻常型银屑病的非药物综合疗法。经络三联法融局麻、针刺、放血、埋线等多种疗法于一体，形成一种复杂持久而柔和的非特异性刺激作用，改善微循环，促进新陈代谢。三法合用，共同达疏经通络、活瘀化滞、清热消瘀愈疾的目的。

【诊断标准】

1. 皮损以红丘疹、斑丘疹和大小不等的红色斑块为主，覆有多层干燥银白色鳞屑，刮除鳞屑和薄膜后，有点状出血。

2. 皮损形态可分点滴状、钱币状、地图状、混合状等多种类型。发生在头皮、毛发呈束状；发生在指甲，呈顶针样改变或发黄变厚。急性期可有同形反应。

【适 应 证】 本法适用于寻常型银屑病进行期或中医辨证的各证型，年龄在18~65岁，银屑病面积与严重性指数（PASI）分值在72分以内者。

【禁 忌 证】

1. 有出血性倾向（如血友病、血小板减少性紫癜等）的患者禁用。

2. 凡有高热、急性炎症、心力衰竭等严重疾病患者及孕妇禁用。

3. 血压过高（收缩压＞180mmHg）时慎用。

4. 妊娠或哺乳期妇女、过敏体质的患者不宜使用。

5. 合并有心血管、脑血管、肝、肾和造血系统等严重原发性疾病及精神病患者禁用。

6. 其他不宜采用埋线治疗的患者不宜使用。

【操作方法】

1. 器材 皮肤消毒用品、安尔碘、1ml注射器、镊子、12号腰穿针、医用手套、2~3号铬制羊肠线、2%利多卡因、剪刀、消毒纱布、敷料、穴位探棒、耳穴王不留行压子板。其中穿刺针做到1人1针，并高压蒸汽灭菌后再使用。

2. 操作步骤 经络三联法即采用穴位埋线、耳背刺络放血、耳穴压子3法进行治疗，具体操作方法如下。

（1）埋线。①体位：背部埋线患者取俯伏坐位，四肢采取仰卧位。②取穴：一组取脊柱两旁大杼、风门、肺俞，医者拇指在以上穴位进行反复按压，找出酸、胀、沉较敏感的4个穴位。二组取曲池、足三里。③消毒：选准穴位后，用0.2%安尔碘以中心点半径3cm向外绕圈擦拭3次。④麻醉：用一次性注射器抽取2%利多卡因 0.3～0.5ml，以15°快速刺入穴位正中皮肤，推药，使皮肤呈橘皮样变化，形成0.5～1cm大皮丘，出针。⑤埋线：采用注线法，剪取3号羊肠线1～1.5cm，后退12号腰穿针针芯，将羊肠线放入针管内；用酒精棉球擦洗双手或戴医用手套，医者右手捏针柄，左手用消毒纱布或棉球捏住针体下1/3，将针尖放在穴位处局麻皮丘上，垂直压至皮肤产生最大阻力，然后双前臂鼓劲用力，使用爆发力，猛然一抖，即可一下突破皮肤，避免由于惯性，使穿刺针一下刺入过深，损伤深部神经或内脏。背部的背俞穴向椎体方向略斜刺；四肢穴位直刺，将羊肠线埋置在穴位的皮下组织或肌层内，针孔处用消毒纱布按压1min，止血后用创可贴固定。1日后去掉创可贴即可，两组穴位交替，两周埋线1次。

（2）刺络。①选择耳背后的络脉：医者拇指、示指在患者耳背压揉几次，在耳背3个大静脉中选择1个充分怒张的静脉。②消毒：用0.2%安尔碘擦拭所选部位，再用酒精脱碘消毒。③用消毒后的注射器针头，选准怒张静脉的近端，点刺出血，每次放血5～10滴为度。术毕用干棉球按压止血。每隔1周放血1次。

（3）耳压法。①取穴。两耳的肺点、肝点、皮质下、神门、荨麻疹、头和四肢皮肤严重部分对称点，经耳部消毒后，用探棒按压以上各点，找出最敏感的痛、麻、胀点。每次3～5穴。

②用75%酒精消毒耳郭，左手固定耳部，然后用王不留行籽紧附于小胶布块上，用小血管钳夹好胶布块的一端，使王不留行籽对准所选耳穴贴附上。③嘱患者用两指对压法，每日按压3~5次，每次按压1~2min，以耳郭发热、发胀、发散感为宜。每隔两周更换1次。

【关键技术环节】 患者在治疗前应平心静气，不要恐惧，不宜激动，要有信心，对医生应充分信任。医生在治疗前既要观察疾病的表现，又要了解患者的情绪变化，克服其恐惧心理，以利于治疗。医生在治疗时要精神集中，全神贯注，手法应轻巧，刺激要适中。

【使用注意】

1. 埋线应掌握角度和深度，背部腧穴深度在2~3cm，曲池穴在2cm以内，足三里穴为2~3cm，四肢穴位避开血管和神经，耳背放血不得伤及耳软骨。

2. 皮肤局部有感染或溃烂处不宜埋线，发热患者、结核病活动期患者、急性心脑血管疾病患者、身体极度衰弱者等不宜使用本法；妇女妊娠期、月经期和有出血倾向性疾病的患者应慎用。

3. 极个别患者，治疗后出现局部红肿、瘙痒、发热情况，甚至埋线针口出现脂肪液化、羊肠溢出，可取出羊肠线，适当应用抗感染药物，停止治疗。

【意外情况及处理方案】

1. 血肿。埋线和耳背刺络后，局部疼痛肿胀较剧，青紫面积大，血肿大，影响到活动时，可先行冷敷加压止血，24h后再行热敷，必要时，可结合使用止血药，埋线手法要轻巧，患者如疼痛较剧，应即退针，改变角度以避免刺中大血管。

2. 感染。埋线后3~4日出现局部红肿，疼痛加剧，埋线部位表浅者可能出现化脓及羊肠线随脓流出，严重者导致发热。感染后，局部用热敷或抗感染处理，严重者服用抗生素，已化脓应切开引流，并将已感染的羊肠线取出，外盖敷料。埋线时，做好各种消毒，术后切实保护伤口，不要沾冷水和污物。

3. 过敏。指埋线后，局部出现瘙痒、丘疹或红肿发热，甚至伤口处脂肪液化，羊肠线溢出。出现这种情况后，瘙痒严重者可用抗过敏的软膏外涂，红肿发热可局部用抗感染药物处理，必要时取出羊肠线，严重者可配用口服抗感染药物。

4. 创伤。①气胸：患者突然出现胸闷胸痛、心悸、呼吸困难、发绀、胸肋间隙变窄，呼吸音减弱或消失，患侧胸部叩诊呈鼓音，心浊音界缩小，触诊可有气管向健侧异位，X线透视可进一步确诊。②刺伤神经：刺伤神经根、神经干，会出现触电样放射感。如感觉神经损伤，会出现神经分布区皮肤感觉障碍；如运动神经损伤，会出现所支配的肌肉群瘫痪；如损伤了坐骨神经、腓神经，会出现足下垂和踇趾不能背屈。出现上述现象，应及时抽出羊肠线并给予适当处理，如应用维生素B类药物治疗。如出现触电样感觉及放射感，一般可自行消失，不需要特殊处理。

【方法来源】　国家中医药管理局第一批中医临床适宜技术推广项目。

方15　丹毒——耳部刮痧联合耳尖放血

耳部铜砭刮痧是以中医基础理论及耳部全息生物理论为指导，通过特制的铜砭刮痧器具和相应的手法，蘸取一定的介质，在耳部及其周围进行刮痧，以疏通脏腑经络，调节人体脏腑气血功能，促进机体的阴阳平衡，实现治疗目的。放血疗法属于中医针刺疗法中的一种。两者联合作用，达到疏通局部郁结，通调人体气机的作用。

【取穴方法】　耳部刮痧取穴：主穴选取丹毒发生的部位，内分泌（耳甲腔底部，屏间切迹内）、脾（耳甲艇的后下部）以及肾上腺（耳屏游离缘下部尖端）等穴位，配穴选取神门（三角窝内，对耳轮上下脚分叉处稍上方）、枕（耳屏外侧面的后部）。配以耳尖放血联合治疗。

【操作方法】　耳部刮痧：①操作前评估患者全身情况，检查耳部皮肤，进行望诊和触诊，确定耳部刮痧方案；涂介质循环按摩，打开耳郭小周天及大周天，促进全身气血运行，按摩此循环通路不仅对运动系统疾病有调整改善功能，而且对脑神经有平衡作用。②耳部基础刮痧：包括耳前和耳后各个部位。耳前具体刮痧方向依次是耳垂→耳轮→耳舟→对耳轮→耳甲腔→耳甲艇→耳甲→三角窝→耳前；耳部背面具体刮痧方向依次为：耳垂背面→耳轮尾背面→耳轮背面→对耳轮后沟→对耳屏后沟→耳甲腔后隆起→耳轮脚后沟→耳甲艇后隆起→对耳轮下脚后沟→三角窝后隆起→耳后至胸锁乳突肌。③根据辨证，选择内分泌、脾、肾上腺、神门，重点刮拭。④耳部按摩。

耳尖放血：①取穴。耳尖穴位于耳郭向前对折的上部尖端处（即耳轮6、7区交界处），揉捏耳郭使其微热充血。②消毒。医者先行手部消毒，再戴上无菌手套，将棉球蘸少量碘伏对穴位以及四周进行擦拭。③针刺。医者左手将患者耳郭予以固定，然后右手持一次性使用末梢采血针头对准穴位迅速刺下，立即出针。④进行放血。轻压针孔处耳郭，待其自然出血，用酒精棉球将渗出的血滴予以吸取，每次放血5～10滴，每滴直径一般为5mm大小。

每3天1次，每次刮双耳，再加双耳放血，4次为一个疗程。

【适 应 证】　丹毒。

【禁忌证】　妊娠期或哺乳期的妇女；出血倾向；耳部局部皮肤破损禁刮；颈部血管有斑块者禁忌刮颈部；伴随其他严重器质性疾病或恶性肿瘤；患有严重精神类疾病，依从性差，无法配合医生完成相关治疗。

【使用注意】

1. 两种疗法均要根据患者体质、病情、季节等选定施术方法，且要中病即止。力度适中，不可过深，以免伤及正常血络，亦不可过浅，以免效果不佳。耳部刮痧由基础治疗加上辨证选穴。

2. 放血后耳尖24h内不湿水，4h内避免吹风、注意保暖。

3. 施术者应具备扎实的中医学基础，面对不同的患者，能够迅速、准确地辨证，制订有效的方案。反复实践，善于反思和总结，领悟中医精髓。

【经验体会】　人体的五脏六腑、四肢百骸、肢体官窍通过经络与耳相联，人体各部在耳郭上都有相应的投影区即耳穴，通过对耳穴施以一定的方法进行刮痧或放血可达到治疗的目的。内分泌穴可调节机体内分泌功能，进而对人体免疫系统起促进增强作用，加强人体对感染病毒的清除；肾上腺穴可调节肾上腺功能，增强机体应激能力，从而加强机体抗感染能力，与内分泌穴合用，可进一步加快机体对相关病毒的清除，从而缩短病程；神门穴亦有良好的止痛作用，适用于各种疼痛性疾患；放血疗法治疗丹毒，在《针灸集成》中有记载，曰"风丹及火丹毒，以三棱针，无间乱刺当处及晕畔，多出恶血，翌日更看赤气所在，如初乱刺，弃血如粪，神效"。通过刺破人体耳朵的浅表血络，放出适当血量，起到调节卫气，祛瘀排毒以及行气通络、泄热的作用。现代医学认为，刺络放血疗法可改善局部小血管微循环，清除相关炎性物质，控制炎性反应。刺血疗法即通过放出病变局部的血液，使热毒之邪随血液流出而达到外泄的目的。

【良方来源】 高玲玲，叶美霞，孙颖，等. 耳穴治疗联合解毒散外敷治疗下肢丹毒的临床研究［J］. 实用中医内科杂志，2022，36（6）：132-134.

【临床疗效】 45例患者中有效率为100%。

附篇
广东省中医院皮肤科常用特色疗法

第一节　截根疗法

适应证

肛门瘙痒证、外阴瘙痒证、神经性皮炎、慢性湿疹、慢性荨麻疹等。

操作方法

1. **选穴**　可根据辨证选用有关穴位，一般以背部穴位为主。阴囊及女阴瘙痒证取肾俞、关元、长强；肛门瘙痒证，取长强、大肠俞、腰俞、承山等；或在上起第7颈椎棘突平面下至第5腰椎，二侧至腋后线的范围内，找明显压痛点或找针头大、略带光泽的丘疹2个作挑治点，亦可靠近皮损部任选2~3个点作挑治点。

2. **操作方法**　取卧位，充分暴露挑刺部位，常规消毒，用三棱针把挑刺部位表皮纵行挑破0.3~0.5cm，然后自表皮下刺入，挑出白色纤维样物，并把其挑断，一般挑断5~10根即可，用消毒纱布块覆盖，胶布固定，每周1次。3次为1个疗程。或常规消毒后，以0.5%~1%普鲁卡因0.5ml，于挑治部位注射一皮丘，然后用手术刀横切开皮丘表皮面约0.5cm，深度以微出血、划破表皮为度，用持针器夹弯三角皮肤缝合针，刺入表皮下，挑起白色纤维样物，适当上下左右牵拉数次后把其拉断，一般拉断5~10根即可。消毒后用消毒纱布块覆盖，胶布固定，每周1次，3次为1个疗程。

使用注意

注意无菌操作；普鲁卡因过敏者不宜用普鲁卡因局部封闭；孕妇、严重心脏病和身体过度虚弱者慎用；瘢痕体质者慎用。

截根疗法见附图1。

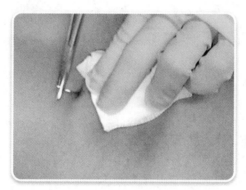

附图1　截根疗法

第二节　划痕疗法

适应证

局限性神经性皮炎、结节性痒疹、原发性皮肤淀粉样变性、慢性湿疹等。

操作方法

先按常规消毒患处，然后术者以手术刀片尖端于皮疹的外缘作点状划痕一周，刀痕长约0.5cm，每刀相隔0.2cm。然后再在皮损范围内，沿皮纹方向划满刀痕，每条刀痕相隔为0.2cm，刀痕深度以划破真皮浅层有血清渗出，或少量血液渗出即可。拭干血迹后，外撒枯矾粉，隔消毒纱布块轻揉1~2min，然后覆盖消毒纱布块，胶布固定。5~7日1次。7~10次为1个疗程。

使用注意

注意无菌操作，面部、颈部和急性皮肤病不宜用，瘢痕体质者不宜用。划痕疗法见附图2。

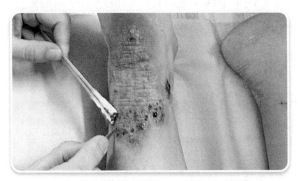

附图2 划痕疗法

第三节 中药吹烘疗法

适应证

掌跖角化病、皲裂型手足癣、慢性湿疹、带状疱疹，皮肤淀粉样变性等。

操作方法

首先根据病情选用不同的制剂，如慢性湿疹用10%金粟兰酊纱布；

带状疱疹用入地金牛酊或金粟兰酊纱布；掌跖角化病、皲裂型手足癣、皮肤淀粉样变性用10%～25%硫黄膏；湿疹用青黛膏。操作时，把药膏涂于患处，或将药液浸透之纱块敷于患处，然后用电吹风的热风吹于其上，或用特定电磁波谱治疗器照烘，每次10～20min，在吹烘时，可再加药，根据病情1～3日治疗1次。

使用注意

操作时，注意调节电吹风或特定电磁波谱治疗器的距离，以患者感觉舒适为宜，防止引起皮肤灼伤。

中药吹烘疗法见附图3。

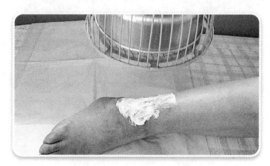

附图3　中药吹烘疗法

第四节　梅花针疗法

适应证

斑秃、脂溢性脱发、神经性皮炎、原发性皮肤淀粉样变性、慢性湿疹、结节性痒疹、银屑病、瘙痒症等。

操作方法

选穴部位：多为阿是穴（病变处），或循经取穴，或寻找病变处附近或经络循行部位的结节、索块等为治疗点。选好治疗部位后，按常规消毒，用弹刺法，以手腕弹力上下叩打，每次5～10min，每日1次。

使用注意

凡皮肤红肿、糜烂、溃疡者不宜用，黏膜部位不宜用，用力宜轻而匀，以不出血或微出血为度。

梅花针疗法见附图4。

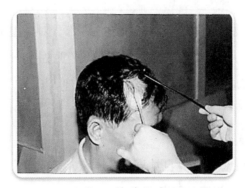

附图4　梅花针疗法

第五节　穴位注射疗法

适应证

寻常痤疮、斑秃、脂溢性脱发、黄褐斑、白癜风、皮肤瘙痒病、慢性荨麻疹、神经性皮炎、银屑病、湿疹等。

操作方法

1. 按病辨证选穴选药。常选用足三里、曲池、血海、肾俞、肝俞等穴。

2. 选取穴位后，用7号注射器吸入药液（每穴0.5～1ml为宜），皮肤按常规消毒，对准穴位快速刺入皮下，然后缓慢推进，达适当深度，作小幅度提插，至得气时（觉明显胀痛、酸麻感），回抽无血后，将药液注入，注入速度可根据病情治疗的需要而定，实证注入宜速、虚证注入宜缓。隔2～5日1次，5～10次为1个疗程。

使用注意

1. 选用药物时要注意药物的致敏性，部分对鱼腥草、苦参素注射液过敏者不宜选用，出现药物过敏者，轻者可按一般过敏性皮炎处理，严重出现休克者应按过敏性休克诊疗常规处理。

2. 严格执行无菌操作，注射器针头应用一次性用品，注射部位严格消毒。

3. 注射前让患者选择自觉舒适的体位，多取坐位、卧位，以减少晕针、断针、弯针等情况的发生。

4. 出现晕针时应立即停止针刺，将针拔出，让患者平卧，注意保暖，轻者仰卧片刻，予温开水或糖水后即可恢复正常，重者在上述处理基础上，刺人中、素髎、内关、足三里，灸百会、关元、气海等，即可恢复，若仍不省人事，呼吸细微，脉细弱者，要采取急救措施。

5. 背部穴位注射时，采取斜刺方式，切勿过深，以免造成肺穿孔等，药物剂量不宜太多，控制在0.5～1ml，注射速度宜缓慢。

6. 注射时注意先回抽，回抽有血，必须避开血管再注射，一般药物不宜注入关节腔、脊髓腔内，以免引起关节红肿疼痛。

7. 年老体弱者选穴须少，药量酌减，孕妇慎用。

穴位注射法见附图5。

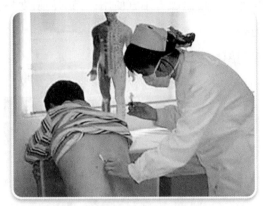

附图5　穴位注射法

第六节　自血疗法

　　慢性荨麻疹、慢性湿疹、慢性毛囊炎、疖肿、皮肤划痕症、寻常痤疮等。

操作方法

　　按辨证取穴：常选用背俞穴，曲池、足三里、血海等穴位。皮肤常规消毒，于肘静脉内抽取血液3～5ml，即刻将静脉注射针头换成肌内注射针头，将血液注射于臀部肌肉或穴位肌肉内。每周2～3次，10次为1个疗程。

使用注意

注意无菌操作；高度过敏者不宜使用；局部注射处易发生硬块，注射后宜热敷注射处。

自血疗法见附图6。

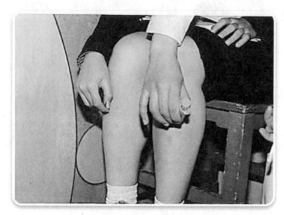

附图6　自血疗法

第七节　耳穴贴压疗法

适应证

慢性荨麻疹、湿疹、皮肤瘙痒症、神经性皮炎、黄褐斑、带状疱疹及带状疱疹后神经痛等。

操作方法

选定耳穴（根据病情选用内分泌、交感、皮质下、神门、肾上腺、脑点等），用酒精消毒，然后一手托耳郭，另一手用镊子夹持中心粘上药豆（王不留行籽）的小方块胶布（约$0.5cm^2$），对准穴位紧紧贴压，并轻轻按1~2min。每日按压3~5次，隔1~3日换药豆胶布1次。

使用注意

耳郭有皮损者忌用，以防继发感染；治疗期间耳部注意防水，以免药豆胶布脱落。

耳穴贴压疗法见附图7。

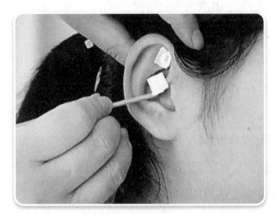

附图7　耳穴贴压疗法

第八节　清天河水推拿手法

适应证

小儿特应性皮炎。

操作方法

1. 准备工作　避风，患者取坐位或卧位，全身（包括皮损区和非皮损区）涂抹润肤剂后，辅以按摩手法。

2．基本手法

（1）发作期：清天河水，揉中脘，沿两侧膀胱经抚背。

（2）缓解期：摩腹，捏脊，揉按足三里。

（3）随症加减：疹红，渗液明显者，加强清天河水；皮肤干燥者，揉按三阴交；瘙痒明显，揉按曲池、风池和三阴交；夜眠差，用"猿猴摘桃"手法；便溏，揉脐，加强摩腹；便干，揉天枢。每个手法操作3～5min。隔日1次，10次为1个疗程。

3．操作使用注意

（1）因推拿要充分暴露皮肤，须注意保暖，可覆一层布单，在布单里的空间进行操作。

（2）按摩前，一定要涂抹润肤剂。最好在睡前或常规涂润肤剂后按摩，一定避免直接摩擦皮肤，如有皮损，须暂停皮损部位的操作。

（3）小儿皮肉娇嫩，动作宜轻柔而有节奏，以小儿舒适为度。

清天河水推拿手法见附图8。

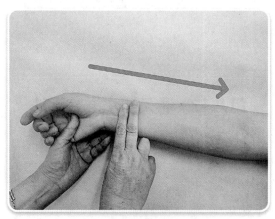

附图8　清天河水推拿手法

第九节　刺血疗法

功　效

消肿止痛，祛风止痒、化瘀活络等。

适应证

痤疮、银屑病、丹毒、慢性湿疹、结节性痒疹、带状疱疹后神经痛、痈疽疮疡等。

操作方法

选择刺血部位（根据病情，选择头维、尺泽、曲泽、大椎、委中等适当穴位）；以三棱针对准放血处，迅速刺入，然后迅速退出，放出少量血液；待放血处出血自行停止，用消毒棉签拭净血迹，用碘伏消毒。

使用注意

1. 严格消毒，防止发生感染。

2. 熟悉解剖部位，避开动脉血管。

3. 施术中要密切观察患者的反应，以便及时处理，避免意外发生。

4. 如果出现晕针，应立即停针止血，让患者平卧休息，适当饮服温开水，严重者可用毫针刺激人中、合谷、足三里等穴。

5. 刺血后若局部发生血肿，可用手指挤压出血，或用火罐拔出；如果仍不消退，可用热敷促使血肿消散。

6. 如果不慎误伤动脉出血，不要紧张，可用消毒棉球在局部加压止血后根据病情进行下一步处理。

7. 放血量主要根据不同病情而定，一般新病较重，血热、血实者，放血量宜多一些，反之则少一些；体质强壮者放血量宜多一些，体质虚弱者放血量宜少一些。最大放血量不宜超过200ml，以免发生危险。

刺血疗法见附图9。

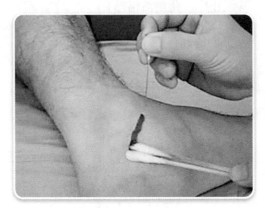

附图9　刺血疗法

第十节　火针加拔罐疗法

功　效

借火助阳、以热引热、开门驱邪、行气活血、消肿止痛、温经通络。

适应证

带状疱疹及带状疱疹后神经痛。

操作方法

1. 取穴：皮损局部。

2. 以75%酒精棉球局部消毒。

3．用3根0.32mm×25mm毫针并拢烧红，迅速点刺皮损局部。以先阴后阳为顺序，即先点刺皮损阴面，后点刺皮损阳面。

4．以95%酒精棉球点燃，进入火罐以排出罐内空气，迅速将罐拔于皮损区，亦以先阴后阳为顺序。

5．留罐3~5min后起罐，以灭菌棉签拭净皮损出血部位，治疗结束。

使用注意

1．有凝血功能障碍者、瘢痕体质者、严重糖尿病控制不佳者忌用火针疗法。

2．头面等肌肉菲薄部位火针后不用拔罐。

3．进针不宜太深或太浅，以刺入真皮层为宜。

4．进针速度宜快。

5．治疗后24h内伤口勿接触水以避免感染。

6．根据病情1~2日治疗1次。急性期3~6次为1个疗程。后遗神经痛期6~10次为1个疗程。

火针疗法及拔罐疗法见附图10、附图11。

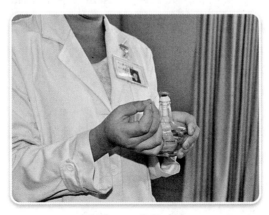

附图10　火针疗法

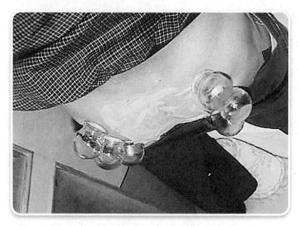

附图11　拔罐疗法

第十一节　药线点灸疗法

来自壮医的药线点灸疗法，是用壮药泡制的苎麻线，点燃后直接灼灸患者体表的相应穴位或部位以治疗和预防疾病的一种治疗方法。该疗法挖掘于民间，经研究、整理及提高，可用于临床各科多种疾病的治疗，尤其对畏寒、发热、肿块、疼痛、痿痹、麻木、瘙痒者效果显著，深受广大民众欢迎。其具有温热刺激、传导经络、调整气血平衡、通龙路火路气机的功效，能使壮药有效成分透皮吸收，并可调节免疫功能。

功　效

止痛、止痒、祛风、消炎、活血化瘀、消肿散结、通龙路及火路气机，灸后药粉对破溃皮肤亦有收敛作用。

适应证

荨麻疹、湿疹、特应性皮炎、带状疱疹、银屑病等。

操作方法

1．**取穴**　主要依据主症、兼症及目诊征，采用"寒手""热背""肿在梅"等特有的配穴原则辨病辨证施治。常选用背八穴（双侧肺俞、心俞、脾俞、肾俞）、天应穴等。

2．**持线**　用示指和拇指持线的一端，露出线头 1 ~ 2cm。

3．**点火**　即将露出的线端在灯火上点燃，如有火焰必须扑灭，只需线头有炭火星。

4．**施灸**　将有火星线端对准穴位，顺应腕和拇指屈曲动作，进行多次快速点灸直至火星熄灭即起为一壮。以患者有轻微灼热感或痒感为度，遗留药粉不必扫去。一般一穴点灸一壮，可根据天应穴皮损面积大小加灸 1 ~ 2 壮。

使用注意

1．持线的着火端必须露出线头，略长于拇指端即可，太长不便点火，太短易烧着术者指头。

2．操作时必须掌握火候，施灸时以线头火星最旺时为点按良机，不要平按，要使火星着穴。

3．施灸时，要注意手法轻重，一般以以轻对轻（轻手法对轻病）、以重对重（重手法对重病），或以快对轻（快手法对轻病）、以慢对重（慢手法对重病）为原则。

4．灸后局部有灼烧感或痒感，不要用手抓破，以免感染。

5．灸前宜定好体位，一般以坐位或卧位为宜。

6．眼部及孕妇禁灸，实热者慎用。

第十二节　中药面膜疗法

采用广东省中医院多年临床验证的自制纯中药面膜，针对面部青春痘、痤疮、黄褐斑、雀斑、肤色暗淡等患者，通过贴敷渗透，使中药成分渗透于肌表，以清热消炎、促进新陈代谢、改善血液循环，起到祛痘、祛斑、嫩肤、美白、抗衰老的功效，临床疗效佳、使用方便，且毒副作用较少。

适应证

青春痘、痤疮、黄褐斑、雀斑、皮肤干燥等。

操作方法

1. 敷面膜前应用清水把脸部皮肤清洗干净。

2. 用热开水将调配好的中药药粉调成糊状，待温度适宜后即可敷于脸部，加入蜂蜜或精制珍珠粉调和，一起使用效果更佳。

3. 完毕后用清水洗干净脸部。每周敷2~3次，每次敷20~30min。

使用注意

1. 使用面膜期间避免进食辛辣、肥甘厚腻等食物，戒烟酒、咖啡，少食酱油等。

2. 注意休息，避免熬夜，避免强日光暴晒，暂时不要使用化妆品或护肤品等，保持心情舒畅。

3. 一旦出现脸部皮肤发痒、潮红，属于皮肤过敏现象，停用面膜，并及时与医生联系。

4. 如伴随有其他不适症状，建议配合其他的疗法进一步治疗。

中药面膜疗法见附图12。

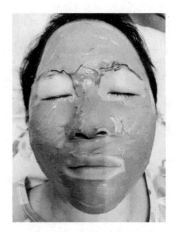

附图12 中药面膜疗法

第十三节 穴位埋线疗法

穴位埋线疗法对穴位产生一种缓慢、柔和、持久、良性的"长效针感效应",长期发挥疏通经络作用,对反复发作的瘙痒亦有持续缓解效果。

适应证

荨麻疹、湿疹、特应性皮炎、带状疱疹、银屑病等。

操作方法

1. 按辨证取穴,常用水分、天枢、曲池、血海、风池,背俞穴等穴位,随症加减。

2. 患者取俯卧或仰卧位,暴露需埋线部位。

3. 用75%酒精或碘伏消毒局部皮肤。

4. 采用一次性医用8号不锈钢注射针头作套管，用28号不锈钢毫针作针芯。镊取一段线体，置于埋线针针管的前端，用镊子将线体推入针管。注意线体一定要完全置入针内，不可露在针尖外面。

5. 根据进针部位不同，左手拇指、示指绷紧或提起进针部位皮肤，右手持针，迅速刺入皮下，并根据穴位解剖特点，进一步伸入穴位适宜深度。

6. 在获得针感后，边推针芯，边退针管，将线体植入穴位的皮下组织或肌层内。

7. 出针后，立即用干棉球压迫针孔片刻，并敷医用胶贴。继续下一个穴位的操作。埋线操作完毕后，让患者在床上休息片刻再离开，并告知患者埋线后的注意事项。

使用注意

1. 在进行埋线操作时，线体的埋置深度应该以穴位解剖作为主要依据：一般来说，线体应该埋在皮下组织和肌肉之间，肌肉较为丰富的部位也可以埋入肌层，一般深度为1.5~2.0cm。四肢末端由于皮下组织和肌肉较少，埋线比较困难，尽量不要埋线，另外，对于肌腱较多的穴位，埋线时也要慎重，尽量使用较短和相对柔软的线体，以不影响局部活动为度。有些穴位下方有大的血管和神经，对于这些穴位应该避免深刺，以防伤及血管和神经。

2. 埋线操作出针后出血，应立即用干棉球压迫止血，术后出现青紫或血肿，可先给予冷敷止血，24h后出现的青紫可给予热敷。

3. 一旦由于操作不当发生感染时，可以给予局部抗感染处理，或服用抗生素，出现化脓时应排脓。

4. 埋线后，局部可能出现红肿发热、瘙痒、丘疹，甚至线体排异等过敏现象。羊肠线过敏发生率较高，高分子可吸收缝线过敏少见。埋线后出现红、肿、热、痛等应给予局部抗感染处理，严重者给予口服抗过敏药物治疗。

5. 进行穴位埋线时，应该严格执行无菌操作。

6. 线体在体内的分解吸收时间不同，治疗间隔有所差异。一般合成的生物可降解线体因材料不同，可持续时间也不同，分为快吸收1周和慢吸收2~4周。患者症状控制后，应继续埋线1次以巩固疗效，或适当延长埋线周期。某些慢性病患者在埋线3~4次后才开始显示疗效，治疗期间患者不应随意停止治疗。

7. 由于埋线疗法间隔时间较长，应当对埋线患者进行不定期随访，以了解患者埋线后的反应，及时给出处理方案，提醒患者饮食宜忌，嘱咐患者按时治疗，必要时还应该进行长期随访观察。

第十四节　中药熏蒸疗法

功　效

祛风止痒、温通经络、软坚散结。

适应证

皮肤瘙痒症、荨麻疹、花斑癣、硬皮病、泛发性神经性皮炎等。

操作方法

1. 核对医嘱，嘱患者取下各种首饰、饰物，记录血压、心率、呼吸。

2. 加热水入熏蒸仪内、加药，接通电源，待熏蒸仪有蒸汽冒出，表示可以开始工作。

3. 嘱患者更换一次性衣服，取平卧位，调节熏蒸的温度为38~41℃，设置熏蒸的时间约30min，调节室温，并教会患者使用呼叫仪。

4. 熏蒸过程中，观察患者的反应，了解患者感受，若其感到不适，应立刻停止。

5. 嘱患者熏蒸完毕适当饮水，以不渴为度。

6. 记录患者熏蒸过程的不良反应，熏蒸结束后记录血压、心率、呼吸。每日或隔日1次，每次治疗约30min，一般6次为1个疗程。

使用注意

1. 重度高血压、心脏病、急性脑血管意外、急慢性心功能不全、严重的肺心病，重度贫血、动脉硬化等患者禁用。

2. 饭前饭后半小时内、饥饿、过度疲劳禁用。

3. 妇女妊娠及月经期禁用。

4. 急性传染病禁用。

5. 有开放性创口、感染性病灶，智力低下、年龄过大或体质特别虚弱者禁用。儿童熏蒸时需要家长或专人陪护。

6. 对药物过敏者禁用。

7. 要注意防止汗出过多，防止站立时虚脱跌倒。

第十五节 中药敷脐疗法

功 效

渗透药物、调和阴阳气血，扶正祛邪。

适应证

异位性皮炎、皮肤瘙痒症、结节性痒疹、银屑病等瘙痒性皮肤病。

操作方法

1. 清洁脐部。

2. 将制成一定剂型的药物（如药糊、药饼、药丸或药粉等）适量填入脐中。

3. 以胶布或纱布垫固定。或将某些药物（如膏药等）直接贴于脐部，固定扎紧。

4. 1~2日后更换新药。

使用注意

1. 脐部有感染者忌用。

2. 敷药前应先将脐部擦拭干净。

3. 若加用膏药烘烤不可太热，严防烫伤皮肤。

4. 小儿皮肤娇嫩，敷脐时间不宜过长，一般1~2h为宜，且禁用过于刺激的药物。